本教材获深圳大学教材出版资助

高等院校医学实验教学系列教材

基础医学虚拟仿真实验教程

（第一分册）

主　编	深圳大学	陈献
副主编	深圳大学	王晓梅
	深圳大学	王子梅
	深圳大学	刘　杰
编　委	深圳大学	林桂淼
	深圳大学	应　颖
	深圳大学	雷明军
	深圳大学	蒋文晓
	深圳大学	刘立忠
	深圳大学	赵滢滢
	深圳大学	董　鸣
	上海梦之路数字科技有限公司	高俊辉

科学出版社

北京

内 容 简 介

本书内容全部来自我们的虚拟仿真实验教学网站（网址 http://xnfz. szu.edu.cn/），全书分为四个部分：第一章为医学机能学实验，包括生理学、病理生理学和药理学等学科相关实验；第二章为细菌的形态学综合实验；第三章为医学寄生虫学综合实验；第四章为病毒学综合实验。本书特色是依托虚拟仿真实验网站，以生动逼真的实验配图和动画让学生有如进入真实实验室，可进行虚拟点播、虚拟操作、课堂自测和模拟考试。本书中部分实验操作图片和网站使用说明已制作成二维码，读者只要用手机扫描二维码即可观看彩色图片和使用说明视频。

本教材适合基础、临床、护理、药学、口腔、公卫、检验、生物工程等医学相关专业大学生使用，各院校可根据本校虚拟仿真实验教学网站的使用情况选择本实验教程。

图书在版编目（CIP）数据

基础医学虚拟仿真实验教程（第一分册）/ 陈献雄主编. —北京：科学出版社，2017.8

高等院校医学实验教学系列教材

ISBN 978-7-03-054100-0

Ⅰ. ①基… Ⅱ. ①陈… Ⅲ. ①基础医学–仿真系统–实验–医学院校–教材 Ⅳ. ①R3-33

中国版本图书馆 CIP 数据核字（2017）第 190171 号

责任编辑：赵炜炜 李国红 / 责任校对：郭瑞芝
责任印制：李 彤/ 封面设计：陈 敬

科 学 出 版 社 出版
北京东黄城根北街 16 号
邮政编码：100717
http://www.sciencep.com

北京凌奇印刷有限责任公司 印刷
科学出版社发行 各地新华书店经销
*
2017 年 8 月第 一 版 开本：787×1092 1/16
2023 年 2 月第 三 次印刷 印张：6 3/4
字数：188 000
定价：**38.00** 元
（如有印装质量问题，我社负责调换）

前　言

以网络为基础的虚拟仿真实验教学逐渐成为世界教学发展的一种趋势，基于 MOOC 的虚拟仿真实验平台是信息技术与教学内容深度融合的产物，具有安全、开放、共享的特点。国内外医学教育水平不断提高，医学教育与信息化的高度结合已经成为新世纪医学教育的必然趋势。基于虚拟环境的新型实验教学给基础医学教育提供了全新的教育思维模式和更便利的学习条件。

教育部在高校推行虚拟仿真实验教学，要求虚拟仿真实验教学依托虚拟现实、多媒体、人机交互、数据库和网络通信等技术，构建高度仿真的虚拟实验环境和实验对象。基础医学是一门对实践性要求比较高的课程，但一些实验由于资源稀缺、毒性、时间、生命伦理等问题无法顺利开展，因此，虚拟仿真教学平台显得尤为重要。在教学过程中，虚拟仿真实验与实际实验相结合，以实际教学中的重点、难点作为课程设计的重点，课程内容丰富，做到"虚实结合"，学生能够方便快捷地在网上获取到实验知识方法，并在实际实验中较为迅速地掌握实验技术。

本书实验教学内容紧扣基础医学实验教学大纲，采用图文并茂的方式，并对部分图片和平台使用说明视频制作了二维码，生动直观，优化了传统实验的不足，拓展了实验的完整性和关联性，注重培养医学生的基本操作技能、独立实验能力及综合运用知识进行科学研究的能力，配合自主学习和形成性评价，以适应新世纪医学事业发展的需要。

本书在编写期间，得到了深圳大学医学院多位老师和同学的指导和帮助，得到了上海梦之路数字科技有限公司的大力支持，我们表示十分的感谢。本实验教材源于教学实践经验，并在持续改进中。由于编者水平有限，书中难免会有不妥之处，衷心希望采用本教材的老师和同学随时提出宝贵意见，我们会在使用过程中不断总结修订，进一步修正提高。

编　者

2017 年 5 月

目　　录

第一章 医学机能学实验

实验一 家兔的基本操作综合实验

一、术 前 准 备

1. 实验工具 1%戊巴比妥钠、酒精棉球、血管钳、手术剪、注射器、扎腿绳、牙线。

2. 实验步骤

（1）家兔捉拿、称重。

（2）计算麻醉药用量。

（3）耳缘静脉注射麻醉药。

（4）兔台固定家兔。

二、颈 部 手 术

（一）实验准备

1. 实验工具 手术弯剪刀、血管钳、手术剪、手术刀、纱布。

2. 实验步骤 见图 1-1-1。

（1）颈部备皮去毛。

（2）切开皮肤。

（3）止血。

（4）剪开浅筋膜。

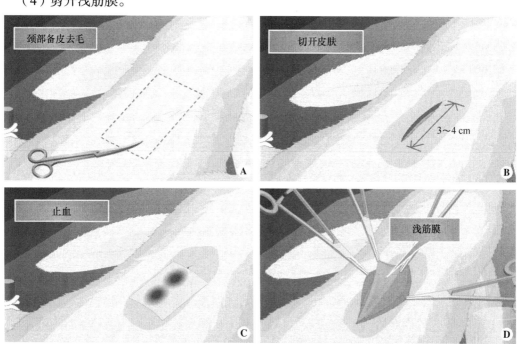

图 1-1-1 家兔颈部手术的实验步骤

（二）气管插管

1. 实验工具 血管钳、眼科手术剪、Y 型气管插管、结扎线、呼吸换能器。

2. 实验步骤 见图 1-1-2。

（1）血管钳钝性分离肌肉。

（2）分离气管，穿线备用。

（3）剪倒 T 切口。

（4）插入 Y 型气管插管，固定。

（5）实验观察。

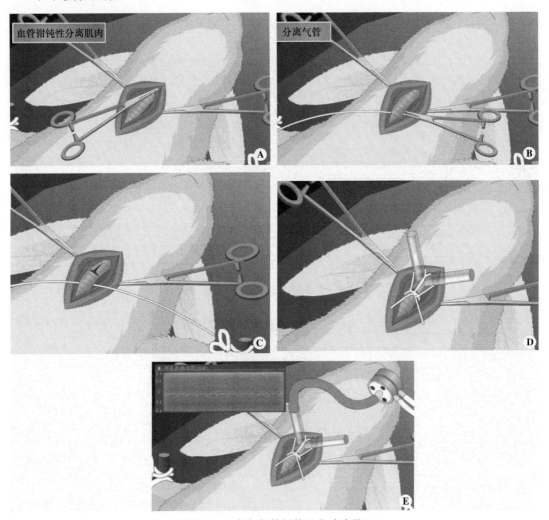

图 1-1-2　家兔气管插管的实验步骤

（三）颈动脉插管

1. 实验工具 血管钳、眼科剪刀、动脉夹、结扎线、插管、眼科镊子。

2. 实验步骤 见图 1-1-3。

（1）分离颈总动脉。

（2）结扎颈总动脉远心端。

（3）将插管由切口向心脏方向插入。

（4）测量血压。

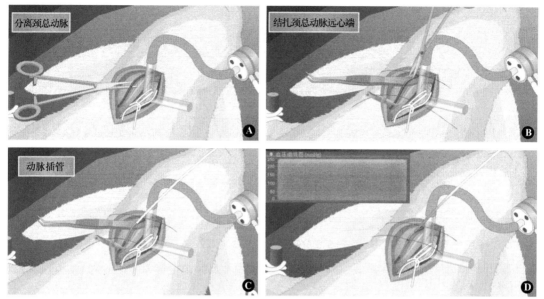

图 1-1-3　家兔颈动脉插管的实验步骤

（四）颈外浅静脉插管

1. 实验工具　血管钳、眼科剪刀、结扎线、插管、眼科镊子。

2. 实验步骤　见图 1-1-4。

（1）颈浅静脉分离，用止血钳分离颈静脉，在颈静脉下穿过两根细线，提起近心端，结扎远心端。

（2）颈浅静脉插管，用眼科剪刀在远心端以 45 度角剪开血管，插入充满肝素溶液的静脉插管。

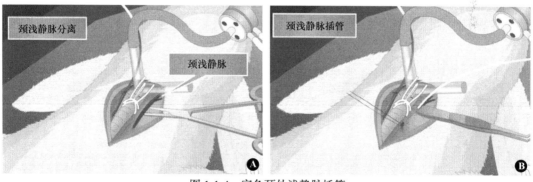

图 1-1-4　家兔颈外浅静脉插管

（五）中心静脉压测定

将静脉导管事先做好标记，距头端 6～8cm，当到达右心房入口时，可见记录值位于中心静脉压数值附近，随呼吸上下波动，如图 1-1-5 所示。

（六）颈部迷走神经、交感神经、降压神经的分离

1. 实验工具　血管钳、结扎线、玻璃分针、纱布。

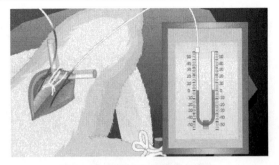

图 1-1-5　家兔中心静脉压测定

2. 识别　神经的形态、位置和走向。

（1）迷走神经：最粗，外观最白，易于识别。

（2）交感神经：比迷走神经细，位于颈总动脉的内侧，呈浅灰色。

（3）减压神经：细如头发并与颈交感神经紧贴在一起。

三、腹部手术

（一）回盲部肠系膜分离手术

1. 实验工具　手术弯剪、血管钳、手术剪、手术刀、纱布、显微镜。

2. 实验步骤　见图 1-1-6。

（1）腹部备皮去毛。

（2）沿腹中线切开皮肤（6～8cm）。

（3）分离腹部浅筋膜，用止血钳将腹白线两侧组织提起。

（4）取出一段小肠置于肠系膜灌流盒内。

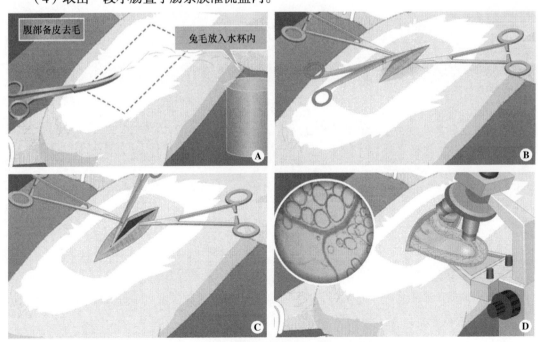

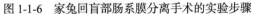

图 1-1-6　家兔回盲部肠系膜分离手术的实验步骤

（二）输尿管插管手术

1. 实验工具　手术弯剪、血管钳、手术剪、手术刀、纱布、输尿管插管、玻璃分针。

2. 实验步骤　见图 1-1-7。

（1）下腹部备皮去毛。

（2）从趾骨联合上缘沿正中线切开皮肤（6cm），沿腹白线打开腹腔。

（3）暴露膀胱三角。

（4）分离一侧输尿管。

（5）分离输尿管并插入细塑料管。

（6）用湿热生理盐水纱布覆盖创口。

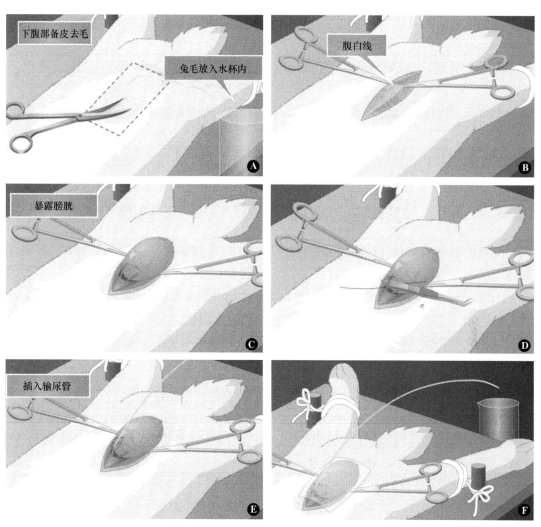

图 1-1-7　家兔输尿管插管手术的实验步骤

四、腹股沟手术

1. 实验工具　手术弯剪、血管钳、手术剪、手术刀、动脉夹、插管、眼科镊子。

2. 实验步骤　见图 1-1-8。

（1）腹股沟去毛备皮。

（2）沿动脉走向切开皮肤（4cm）。

（3）用止血钳钝性分离肌肉和深部筋膜。

（4）分离股动脉。

（5）股动脉处插入动脉插管。

（6）用湿热生理盐水纱布覆盖创口。

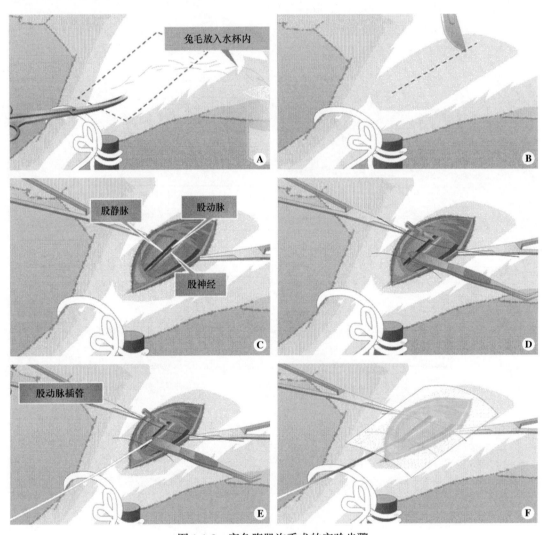

图 1-1-8   家兔腹股沟手术的实验步骤

实验二   大小鼠基本操作综合实验

一、实验前注意事项

1. 实验准备

（1）进行动物实验操作时，要穿白大褂，戴好防护手套和口罩。

（2）抓取实验鼠时要戴加厚手套（如粗布手套），防止被实验鼠咬伤。

（3）动物的品系、卫生级别、体重、性别等需符合实验要求。

（4）实验中要注意保障动物福利，遵从"3R"原则，不得虐待实验动物。

（5）学生在实验课前要对实验内容进行预习，基本了解理论背景和实验的重点难点。

（6）进入实验室前要仔细阅读该实验室张贴的规章，并遵守其要求。

（7）爱惜实验仪器，使用前先培训。

（8）仪器使用完毕后做好清洁工作，记得关闭电源。

2. 实验工具　白大褂、大小鼠、实验课本、实验仪器。

> **3R 原则：**
>
> 　　是减少（reduction）、替代（replacement）和优化（refinement）的总称。减少指在科学研究中，使用较少量的动物获取同样多的试验数据或使用一定数量的动物能获得更多实验数据的科学方法；替代指使用其他方法而不用动物所进行的试验或其他研究课题，以达到某一试验目的，或是使用没有知觉的试验材料代替以往使用神志清醒的活的脊椎动物进行试验的一种科学方法；优化指在符合科学原则的基础上，通过改进条件，善待动物，提高动物福利，或完善实验程序和改进实验技术，避免或减轻给动物造成的与试验目的无关的疼痛和紧张不安的科学方法。

二、抓取与固定

（一）大鼠的抓取

1. 实验材料　防护手套、鼠笼、大鼠。

2. 实验内容　见图 1-2-1。

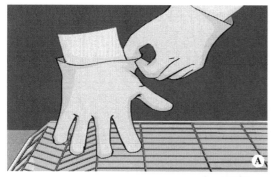
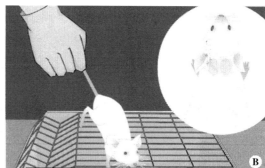
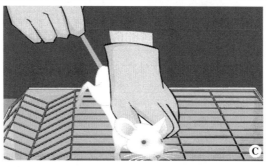

图 1-2-1　大鼠抓取的步骤

（1）双手带防护手套。

（2）右手抓住鼠尾提起。

（3）左手拇指和食指抓住两耳和头颈部皮肤，余下三指与手掌捏住肋部和腹部。

（二）实验鼠的固定

1. 徒手固定

（1）实验材料：防护手套、鼠笼、大鼠。

（2）实验内容：用手拇指和食指捏住耳部和头颈部皮肤，余下三指捏住肋部皮肤，适用于体重小的实验鼠的灌胃、腹腔注射、肌肉注射和皮下注射操作，见图1-2-2。

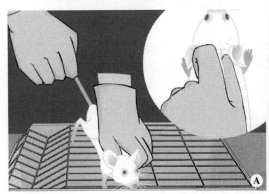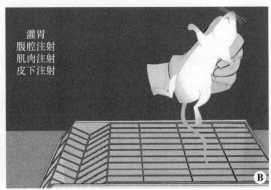

图1-2-2   大鼠的徒手固定

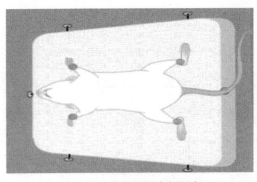

图1-2-3   大鼠的固定板固定

2. 固定板固定

（1）实验材料：防护手套、固定板、棉线、实验鼠。

（2）实验内容：用棉线将实验鼠四肢腕部进行固定，见图1-2-3。

三、分组与编号

（一）分组

1. 实验材料   鼠笼、表格、实验鼠。

2. 实验内容   实验动物分组应严格按照随机分组的原则进行，避免人为因素对实验造成的影响。

（二）编号

背毛单色标记

（1）实验材料：苦味酸、镊子、棉球。

（2）实验内容：用棉球蘸苦味酸对相应部位进行标记，见图1-2-4。

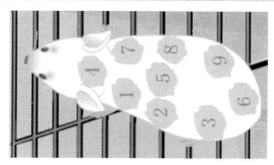

图 1-2-4 大鼠的背毛单色标记

四、给 药 方 法

（一）灌胃法（intragastric，i.g.）

1. 实验材料 试剂瓶、灌胃针头、5ml 注射器、1ml 注射器、实验鼠。

2. 实验内容 见图 1-2-5。

（1）大鼠常用灌胃剂量为 1~2ml/100g。

（2）灌胃针至口角插入口腔。

（3）灌胃针轻压上腭，使口腔和食道成一条线。

（4）如遇阻力，不可强行插入。

（5）灌胃针插入深度为 4~6cm，过深则动物死亡，过浅则药物溢出。

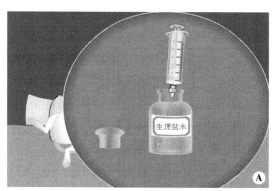
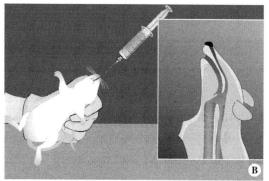
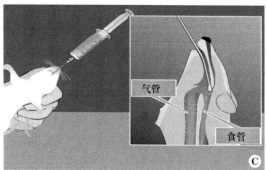

图 1-2-5 大鼠的灌胃法给药

（二）皮下注射法（subcutaneous injection，s.c.）

1. 实验材料 试剂瓶、针头、5ml 注射器、1ml 注射器、实验鼠。

2. 实验内容　见图 1-2-6。

（1）正确的皮下注射法。

（2）皮下注射给药剂量为＜1ml/100g。

（3）助手将实验鼠头尾牵向两端并固定。

（4）左手提起鼠皮肤右手将针头刺入皮肤，轻抽无回血，针在皮下可以左右摆动。拔针时，左手按住打针部位防止药液外漏。

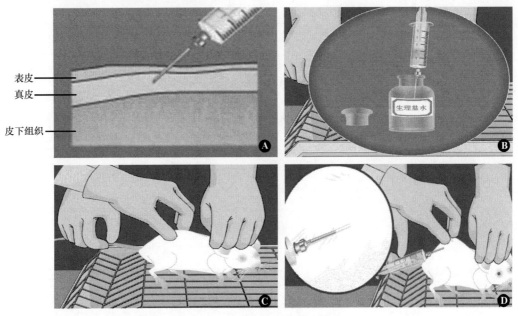

图 1-2-6　大鼠的皮下注射法给药

（三）皮内注射法（intradermal injection，i.d.）

1. 实验材料　试剂瓶、针头、10ml 注射器、1ml 注射器、实验鼠、剪毛器。

2. 实验内容　见图 1-2-7。

（1）正确的注射姿势如下。

（2）剪毛。

（3）通常给药剂量为：0.1 毫升/皮丘。

（4）左手拇指和食指按住皮肤，使之绷紧。

（5）针头刺入绷紧的皮肤内，针头向上挑起后稍刺入。

（6）针头不能左右摆动，注射成功后可见注射处小皮丘。

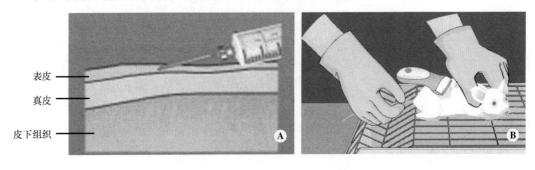

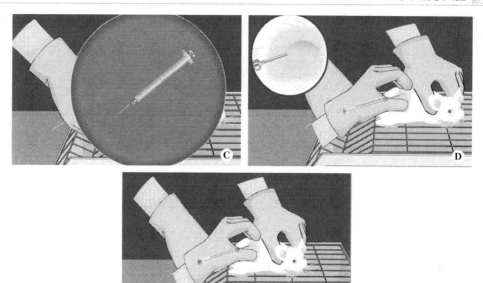

图 1-2-7　大鼠的皮内注射法给药

（四）肌肉注射法（intramuscular injection，i.m.）

1. 实验材料　试剂、针头、10ml 注射器、1ml 注射器、实验鼠。

2. 实验内容　见图 1-2-8。

（1）正确的肌肉注射方法。

（2）肌肉注射。

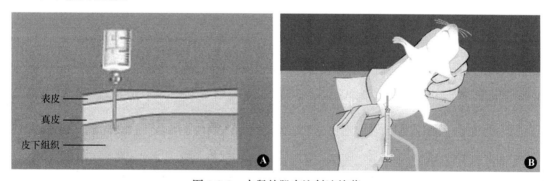

图 1-2-8　大鼠的肌肉注射法给药

（五）腹腔注射法（intraperitoneal injection，i.p.）

1. 实验材料　试剂瓶、针头、5ml 注射器、1ml 注射器、实验鼠。

2. 实验内容　见图 1-2-9。

（1）正确腹腔注射方法。

（2）给药剂量一般是 0.5～1ml/100g。

（3）捉持鼠使头低于尾避免伤及腹腔器官。

（4）垂直刺入下腹外侧（针头与皮肤呈 45 度角）。

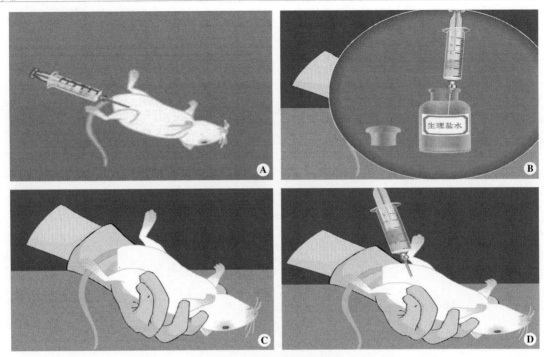

图 1-2-9　大鼠的腹腔注射法给药

（六）尾静脉注射法（intravenous injection，i.v.）

1. 实验材料　试剂瓶、针头、10ml 注射器、1ml 注射器、实验鼠、大鼠固定器、75%乙醇棉球、无菌干棉球。

2. 实验内容　见图 1-2-10。

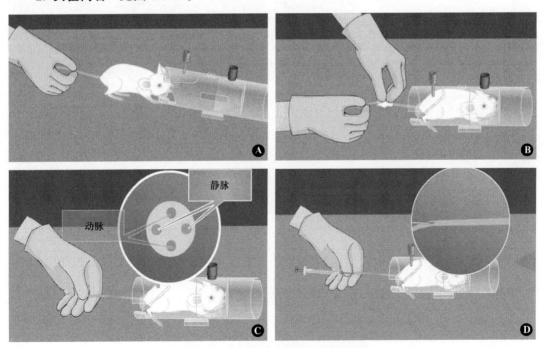

图 1-2-10　大鼠的尾静脉注射法给药

（1）先将实验鼠固定在固定器内，使尾巴全部露出。

（2）使用75%乙醇棉球和干无菌棉球擦拭实验鼠尾部，或用温水浸泡尾部使血管扩张。

（3）选择鼠尾两侧的静脉。

（4）注射时针头的斜面朝向下面，刺入后一定要使针头的走向与血管平行（初次注射一定要选择静脉后1/4处）（大鼠尾静脉给药剂量一般＜1毫升/只）。

五、麻　　醉

（一）吸入麻醉

1. 实验材料　镊子、棉球、玻璃罐、乙醚。

2. 注意事项　吸入麻醉常用的麻醉药是乙醚，乙醚吸入后过20～30s即可麻醉，乙醚麻醉后苏醒较快，动物苏醒后可用含乙醚的75%乙醇棉球继续麻醉，麻醉过量可致动物死亡。其他常用麻醉药的特点及使用剂量见表1-2-1。

表 1-2-1　常用非挥发性麻醉药的特点及使用剂量

麻醉剂		动物	动物剂量（mg/kg）	浓度（g/100ml）	维持时间	麻醉特点
巴比妥类	戊巴比妥钠	大鼠	40～50	1～4	一次给药麻醉的有效作用时间持续为2～4h属中效巴比妥类，实验中最为常用。	戊巴比妥类对呼吸中枢有较强的抑制作用，麻醉过深，呼吸活动可完全停止，故应注意防止给药过多过快
		小鼠	40～50	1～4		
	硫喷妥钠	大鼠	50～80	2～4	一次给药可维持30min，属短效或超短效巴比妥类	
		小鼠	—	—		
乌拉坦（又称氨基酸甲酸乙酯）		大鼠	1000～1500	20～25	一次给药可维持2～4h，且麻醉过程较平稳，动物无明显挣扎现象	苏醒慢，对呼吸和神经反射影响小，但可降低血压
		小鼠	1000～1500	20～25		
氯醛糖		大鼠	50～80	1	一次给药可维持5～6h持久浅麻醉	安全范围大，对自主神经中枢无明显抑制作用，对痛觉的影响也小
		小鼠	—	—		

3. 实验内容　见图1-2-11。

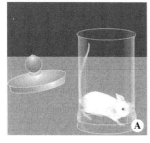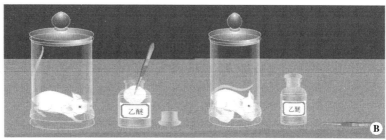

图 1-2-11　大鼠的吸入麻醉

（1）将实验鼠置于带盖容器内。

（2）将浸过乙醚的棉球置于容器内，容器加盖，过20～30s即可麻醉。

（二）腹腔注射麻醉

1. 实验材料　台式秤、实验鼠、1%戊巴比妥钠、棉球、针头、5ml注射器。

2. 实验内容　见图1-2-12。

（1）实验鼠称重，计算剂量（注射剂量通常是 0.5～1ml/100g）（图 1-2-12A、B）。

（2）左手捕捉固定，使腹部向上，鼠头略低于鼠尾，右手持注射器自下腹部外侧进针，与皮肤成 45 度角刺入腹部，缓慢注射（图 1-2-12C）。

（3）实验鼠麻醉的最佳指标是头颈及四肢瘫软，后肢夹捏反射消失，瞳孔缩小，角膜反射明显迟钝或消失（图 1-2-12D）。

（4）实验过程中如实验鼠挣扎，可补加麻醉剂，剂量尽量不超过原剂量的 20%～25%。

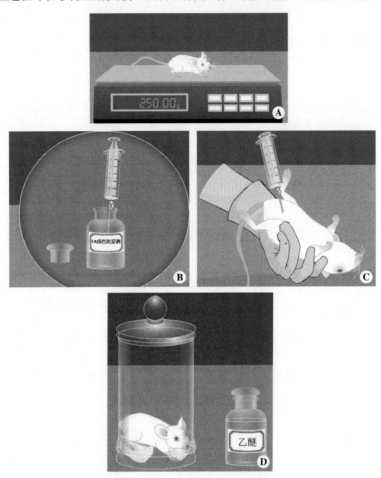

图 1-2-12　大鼠的腹腔注射麻醉

六、取　血

（一）腹主动脉取血法

1. 实验材料　剪刀、血管钳、10ml 注射器、镊子、棉球、实验鼠、固定板。

2. 实验内容　见图 1-2-13。

（1）将实验鼠麻醉，仰卧固定在手术固定板上。

（2）用镊子捏起皮肤，用剪刀从腹正中线皮肤切开腹腔。

（3）用棉花将腹部脏器拨到一侧，暴露腹主动脉。

（4）用注射器吸出血液。

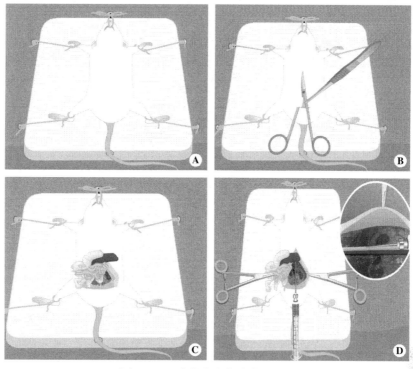

图 1-2-13　大鼠的腹主动脉取血法

（二）心脏取血法

1. 实验材料　75%乙醇棉球、5ml 注射器、镊子、实验鼠、固定板、棉线。

2. 实验内容　见图 1-2-14。

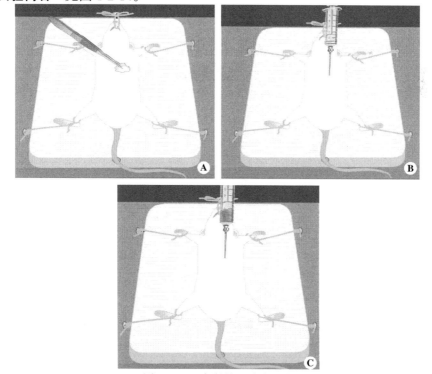

图 1-2-14　大鼠的心脏取血法

（1）将实验鼠麻醉，仰卧固定于手术固定板上，胸部突出。

（2）用酒精消毒皮肤，在左侧第 3 肋至第 4 肋间，用左手指腹触摸心脏搏动。

（3）右手持 5ml 注射器在搏动最强烈处刺入，针头刺入心脏时，血液回流至注射器即可进行采血。

（三）眼眶后静脉丛穿刺取血法

1. 实验材料　防护手套、鼠笼、实验鼠、玻璃毛细管。

2. 实验内容　见图 1-2-15。

（1）用左手从背部捉持实验鼠，用拇指和食指轻卡头部，使头部静脉充血。

（2）右手持内径为 1.0～1.5mm 玻璃毛细管，轻插入眼睑和眼球之后，轻轻向眼底方向移动，旋转毛细管切开静脉丛，保持毛细管水平位，血液流入毛细管。

（3）拔出毛细管，松开加压的拇指和食指。

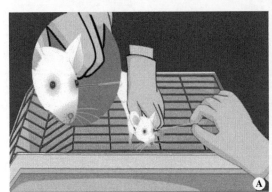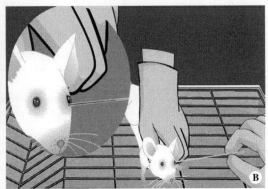
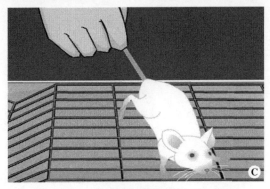

图 1-2-15　大鼠眼眶后静脉丛穿刺取血法

（四）尾静脉切割取血法

1. 实验材料　防护手套、镊子、实验鼠子、鼠固定器、刀片、棉花、二甲苯。

2. 实验内容　见图 1-2-16。

（1）将鼠装入固定盒内，固定鼠尾。可使用二甲苯或温水使静脉充盈。

（2）用锋利刀片切割一段尾静脉，血液即流出。切割后使用压迫止血。

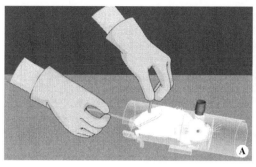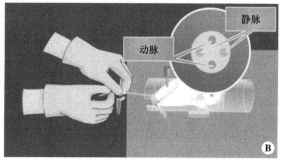

图 1-2-16　大鼠的尾静脉切割取血法

实验三　蟾蜍的基本操作综合实验

一、术 前 准 备

（一）捉持

以左手掌心对着蟾蜍的腹部，并将其四肢固定于掌中，拇指和中指固定蟾蜍三角形头部两侧，食指下压头部前端。见图 1-3-1。

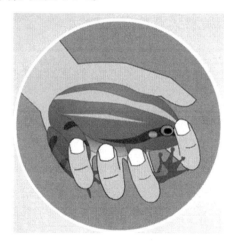

图 1-3-1　蟾蜍的捉持方法

（二）破坏脑脊髓

1. 实验工具　探针、镊子、剪刀。

2. 实验内容　见图 1-3-2。

（1）右手持探针由前端沿正中线向尾端触划，触到凹陷处即枕骨大孔。将探针由此处垂直刺入，到达椎管，将探针折向头方刺入颅腔，左右搅动数次，彻底捣毁脑组织。

（2）再将探针退出至刺入点皮下，针尖倒向尾侧，刺入脊髓椎管内，捣毁脊髓。

（3）此时蟾蜍下颌呼吸运动消失，四肢肌肉张力消失，则表示脑和脊髓已完全破坏。

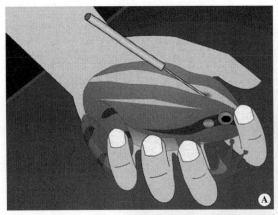
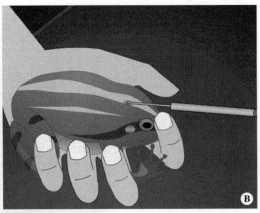

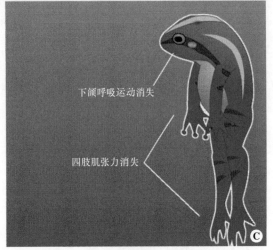

下颌呼吸运动消失

四肢肌张力消失

图 1-3-2　破坏蟾蜍脑脊髓的步骤

（三）暴露心脏

1. 实验工具　镊子、粗剪刀、眼科剪。

2. 实验内容　见图 1-3-3。

（1）仰卧固定蟾蜍于蛙板上（图 1-3-3A）。

（2）用粗剪刀剪开一个倒三角形切口，向上掀起皮肤（图 1-3-3B、C）。

（3）剪掉胸骨和附近肌肉，暴露心脏（注意：剪开胸骨时剪刀要紧贴胸壁，勿损伤下面的心脏和血管）（图 1-3-3D）。

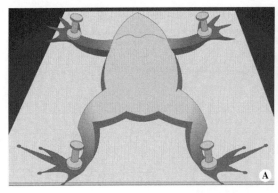
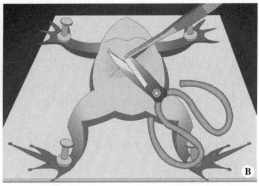

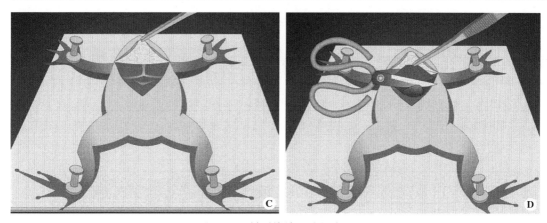

图 1-3-3 暴露蟾蜍心脏的步骤

（四）剥皮

1. 实验工具 粗剪刀、眼科剪。

2. 实验内容 见图 1-3-4。

（1）右手握持捣毁脑脊髓的蟾蜍大腿部位，将蟾蜍俯卧位放置（图 1-3-4A）。

（2）用粗剪刀剪下内脏和躯干上部，此时在脊柱 2 侧可见坐骨神经（图 1-3-4B、C）。

（3）先把肛周皮肤剪开，左手抓住断面肌肉，右手抓住皮肤从上往下逐步剥离皮肤（注意手不可以抓捏到神经）（图 1-3-4D、E）。

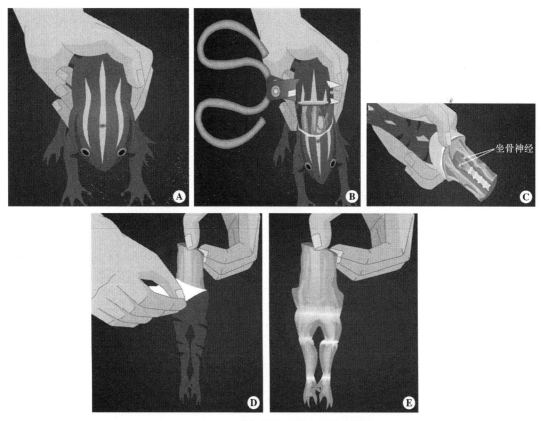

图 1-3-4 剥离蟾蜍下肢皮肤的步骤

二、离体心脏制备：蛙心插管

1. 实验工具　玻璃分针、结扎细线、眼科剪刀、动脉套管、粗剪刀。

2. 实验步骤　见图 1-3-5。

（1）破坏脑脊髓，剪开蛙胸腔的皮肤和肌肉（图 1-3-5A）。

（2）换眼科剪刀剪开心包膜，暴露心脏（图 1-3-5B）。

（3）心脏插管（图 1-3-5C）。

（4）游离心脏（注意保留静脉窦）（图 1-3-5D）。

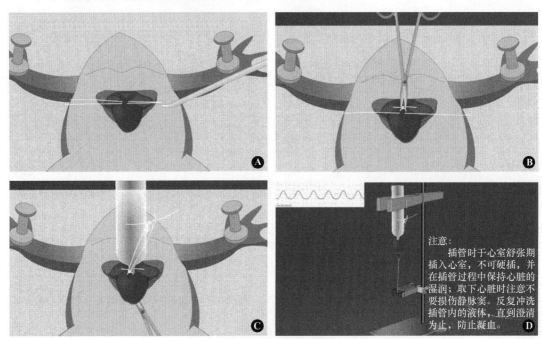

注意：
插管时于心室舒张期插入心室，不可硬插，并在插管过程中保持心脏的湿润；取下心脏时注意不要损伤静脉窦。反复冲洗插管内的液体，直到澄清为止，防止凝血。

图 1-3-5　蛙心插管的步骤

三、神经肌肉标本制备：坐骨神经-腓肠肌标本

1. 实验工具　粗剪刀、蛙足钉、玻璃分针、结扎线、镊子、眼科剪刀。

2. 实验步骤　见图 1-3-6。

（1）捣毁脑脊髓，剪断脊柱，剪去脊柱和下肢以外的部分。

（2）游离坐骨神经。

（3）穿线结扎，剪断。

（4）游离腓肠肌，穿线结扎，剪断。

（5）取下标本，开始实验。

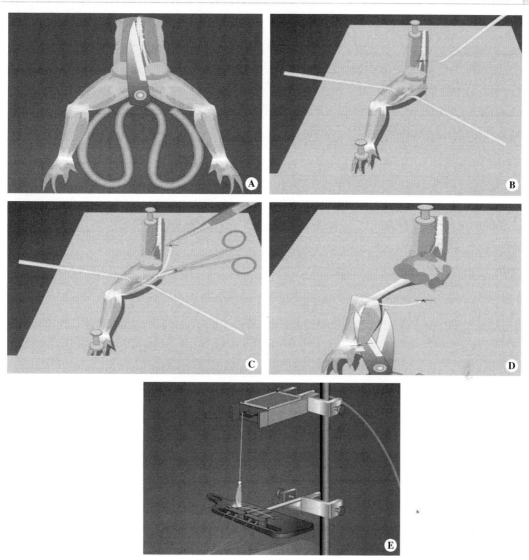

图 1-3-6　蛙坐骨神经-腓肠肌标本的制备

实验四　多因素对呼吸功能调节综合实验

(一)实验目的

1. 本实验通过模拟气道阻力与增加无效腔气量、吸入氮气和二氧化碳、酸与碱中毒、气胸、肺水肿、药物等影响外呼吸功能。

2. 观察与分析多种因素对呼吸运动的影响,以及呼吸运动改变时血气变化与心血管系统的相应改变。

(二)实验原理

呼吸运动的节律性产生是在神经系统的调节和控制下实现的。同时,呼吸运动的深度和频率也随着体内、外环境因素的变化而发生改变。内、外环境的变化或药物的使用可直接作用于呼吸中枢,或通过不同的感受器反射性地影响呼吸运动,严重时可直接导致呼吸器官损伤和呼吸衰竭发生。

本实验通过家兔气管狭窄，复制通气障碍所致的急性外呼吸功能障碍动物模型；通过吸入氮气或 CO_2 造成的缺氧和高碳酸血症对呼吸的影响，复制开放与张力性气胸，以及肺水肿发生导致的肺泡通气/血流比例失调和气体弥散障碍动物模型。通气障碍、气体弥散障碍和肺泡通气/血流比例失调是引起呼吸衰竭发生的主要机制。

（三）实验器材和试剂

1. 试剂与药品　25%乌拉坦溶液，0.7%肝素溶液，0.1%肾上腺素，5%乳酸，生理盐水，氮气，二氧化碳。

2. 器材与仪器　PowerLab 生物信号处理系统，i-STAT 血气分析仪，兔手术台，电子秤，手术器械一套，动脉夹，气管插管（两侧套有橡皮管），连有三通的动脉插管，胸腔套管，听诊器，天平，各型号注射器与针头。

（四）实验步骤

1. 术前准备　见图 1-4-1（详见实验视频）。

称重、麻醉、固定、备皮

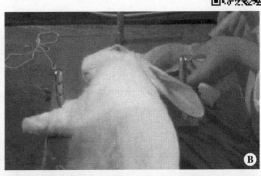
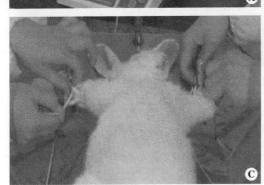
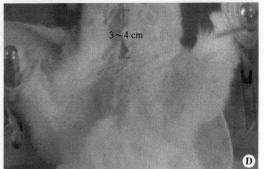

图 1-4-1　家兔呼吸运动调节实验术前准备

2. 家兔手术　见图 1-4-2（详见实验视频）。

（1）在兔子颈部剪开 6～8cm 切口。

（2）分离气管。

（3）分离颈总动脉。

（4）分离迷走神经。

（5）分离减压神经。

（6）分离右侧颈外浅静脉。

（7）颈动静脉插管。

（8）气管插管。

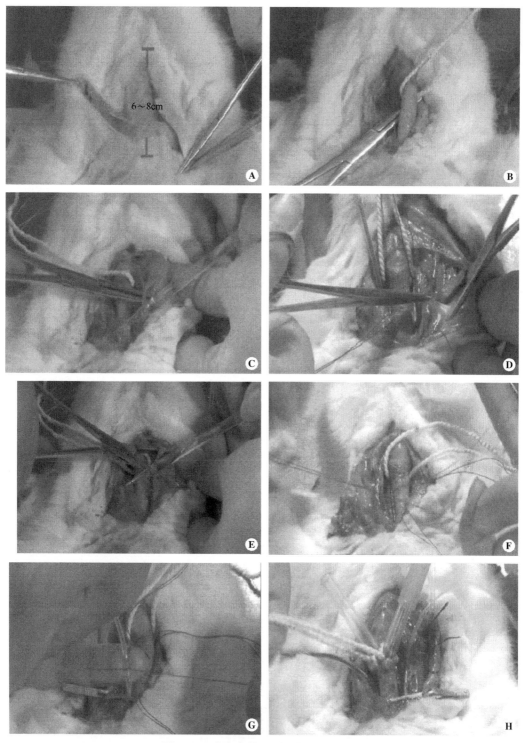

图 1-4-2　家兔气管和颈动静脉插管手术

3. 实验内容　见图 1-4-3。

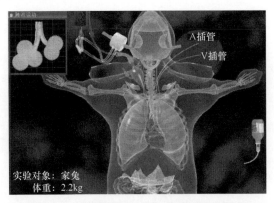

图 1-4-3　不同因素对家兔呼吸运动的影响

（1）1/3 气道狭窄与气胸实验呼吸波和血压变化。

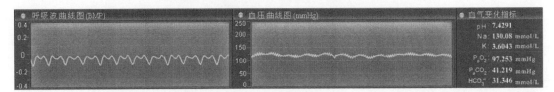

（2）2/3 气道狭窄与气胸实验呼吸波和血压变化。

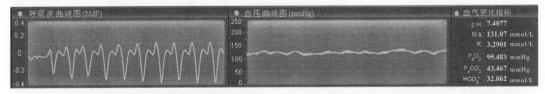

（3）气道延长实验呼吸波和血压变化。

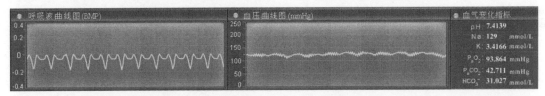

（4）吸入氮气试验呼吸波和血压变化。

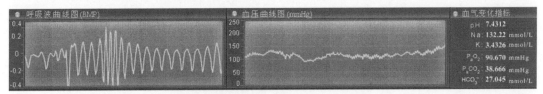

（5）吸入高浓度 CO_2 实验呼吸波和血压变化。

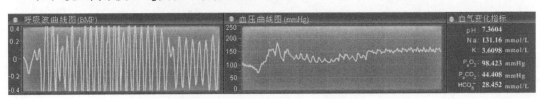

（6）开放性气胸试验呼吸波和血压变化。

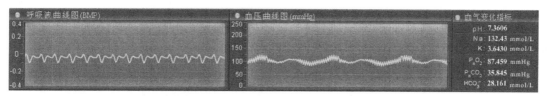

（7）张力性气胸实验呼吸波和血压变化。

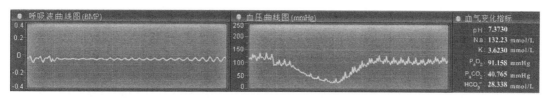

（8）乳酸性酸中毒实验呼吸波和血压变化。

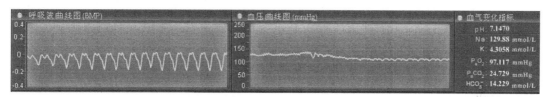

（9）实验性肺水肿实验呼吸波和血压变化。

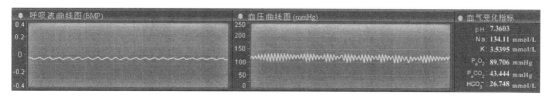

实验五　离体心脏灌流综合实验

（一）实验目的

1. 学习离体蛙心灌流法。
2. 观察内环境理化因素的相对恒定对维持心脏正常节律性活动的重要作用。
3. 对递质、受体阻断剂的概念有初步的感性认识。

（二）实验原理

离体蛙心在任氏液灌流的情况下可以较持久地维护其生理特性。人为地改变任氏液中离子成分或者加入某些化学物质（受体的激动剂和阻断剂）能使心脏的生理特性发生改变。

（三）实验器材和试剂

1. **器材**　生物信号采集系统、机械换能器、蛙类手术器械1套、蛙心插管、蛙心夹、试管夹、双凹夹、万能支架、滴管、150ml 小烧杯、任氏液。

2. **药品**　2%CaCl$_2$、1%KCl、1:10000 肾上腺素、1:10000 乙酰胆碱、5%毒毛花苷、1:5000 阿托品、3%乳酸、5% NaHCO$_3$ 等。

（四）实验步骤

1. 离体蛙心的制备　详见实验视频或实验三（图 1-5-1）。

2. 实验装置连接　详见实验视频（图 1-5-2）。

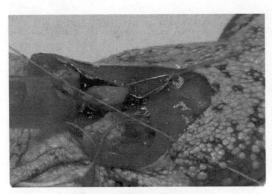

图 1-5-1　离体蛙心的制备

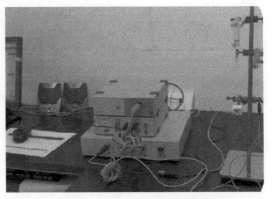

图 1-5-2　离体蛙心灌流实验装置

3. 已知药物实验　见图 1-5-3。

（1）2%CaCl₂ 溶液。

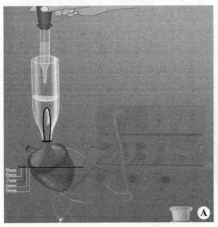

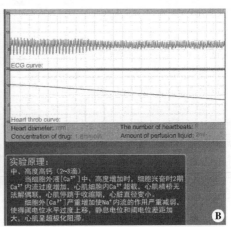

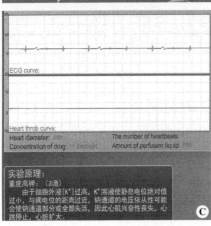

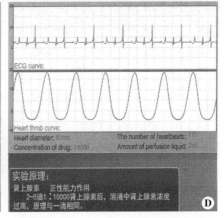

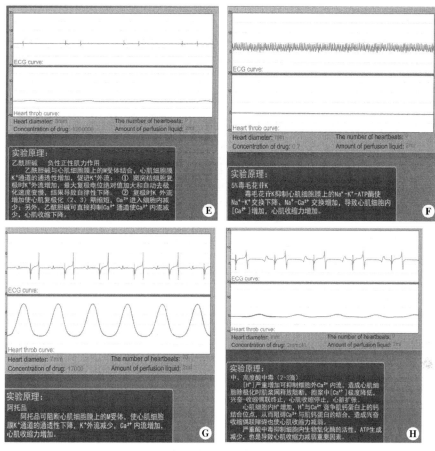

图 1-5-3　各种药物对离体蛙心活动的影响

（2）1%KCl 溶液。

（3）1:10000 肾上腺素溶液。

（4）1:10000 乙酸胆碱溶液。

（5）5%毒毛花苷。

（6）1:5000 阿托品。

（7）3%乳酸溶液。

4. 未知药物实验　详见虚拟实验操作（见图 1-5-4）。

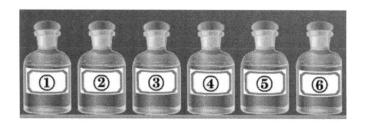

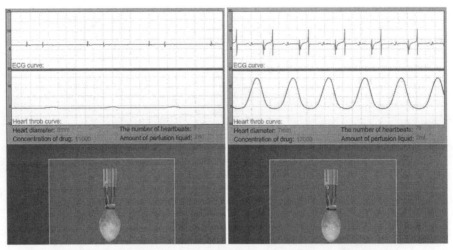

图 1-5-4　未知药物对离体蛙心活动的影响（根据结果判断所用药物）

实验六　微循环灌流与血液动力学综合实验

（一）实验目的

1. 了解复制动物微循环血流动力学病理（休克）模型的方法。

2. 观察不同因素对微循环血流动力学的干预下，家兔血压、心率、呼吸频率等生理指标的变化。

3. 掌握不同病理状态下，实验动物微循环血液灌流和动力学变化特点。

4. 了解动物实验是检测指标的变化原因和病理生理学意义，以及探讨不同类型休克的发病机制和抢救方法。

（二）实验原理

严重的失血和失液、感染、创伤、过敏和心肌梗死等致病因素会导致机体的有效循环血量急剧减少，微循环灌流障碍，引起重要生命器官血液灌注不足，从而导致细胞功能紊乱的全身性病理过程，也称为休克综合征(shock syndrome)。本实验通过家兔颈总动脉放血，复制血容量减少引起的失血性休克病理模型；通过注射马血清复制家兔过敏性休克病理模型；通过结扎家兔冠状动脉前降支近根部，复制急性心肌梗死引起的心源性休克病理模型。

（1）在失血性休克病理模型实验中，失血 10% 时，血容量减少可通过机体的一系列代偿措施（包括血管收缩、心肌收缩力增强），使血压不出现明显的降低。但当快速失血 25% 或 45% 时，有效循环血量急剧减少，超出机体的代偿能力，引起心输出量减少，血压降低和微循环血流动力学异常改变使组织细胞出现长时间缺血与缺氧，引起机体各器官功能、代谢异常与障碍。

（2）在过敏性休克病理模型实验中，当过敏原再次进入机体后，可与微血管周围的肥大细胞和血液中嗜碱性粒细胞、血小板表面特异的 IgE 抗体结合，引起靶细胞脱颗粒而释放大量组胺、5-HT、激肽等血管活性物质。这些血管活性物质可使血管广泛扩张，血管床容量增大；微血管通透性增加，血浆外渗，血容量减少，其结果是回心血量减少，心输出量减少，血压降低，引起机体各器官功能、代谢异常与障碍。

（3）在心源性休克病理模型实验中，冠状动脉前降支阻闭导致急性心肌梗死使心肌收缩力急剧下降，心输出量减少，血压降低和微循环血流动力学异常改变，引起机体各器官功能、代谢异常与障碍。

虽然休克的病因和始动环节不同，但微循环血流动力学异常改变是多种型休克发生的共同基础，了解这一点对于临床抢救休克病人具有重要意义。

（三）实验药品与器材

1. 器材 生物信号采集系统、血气分析仪、呼吸换能器、压力换能器、微循环观察显微镜、兔手术台、手术器械1套、动脉夹、注射器、动脉插管、静脉插管、气管插管。

2. 药品 氯化钠注射液、1%戊巴比妥钠、0.7%肝素、盐酸普鲁卡因、葡萄糖注射液。

（四）失血性休克实验

1. 失血性休克病理模型的复制 家兔术前处理见图1-6-1（详见实验视频）。

（1）全身麻醉与固定。

（2）动脉、静脉插管。

（3）气管插管。

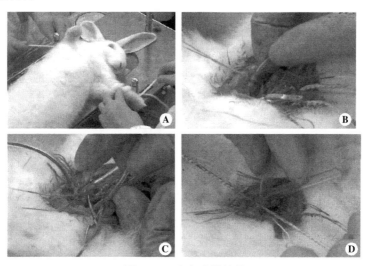

图1-6-1 家兔术前处理

（4）肝素化，见图1-6-2。

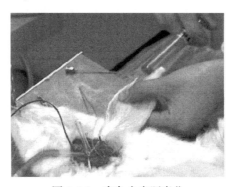

图1-6-2 家兔全身肝素化

（5）第一次血气分析，见图 1-6-3。

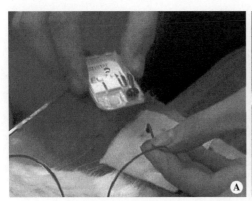
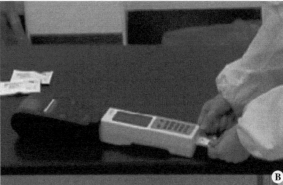

图 1-6-3　家兔血气分析

2. 不同失血量的实验　见图 1-6-4。

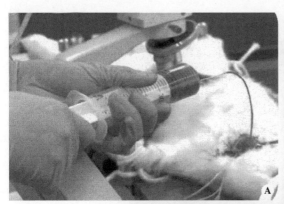
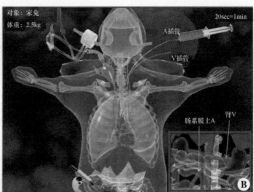

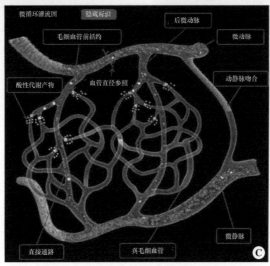

图 1-6-4　家兔放血实验及微循环灌流图

（1）家兔 10% 失血实验呼吸和血压曲线图（操作详见虚拟实验）。

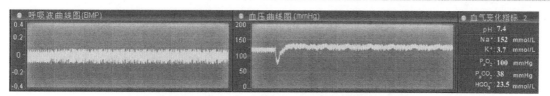

（2）家兔30%失血实验呼吸和血压曲线图（操作详见虚拟实验）。

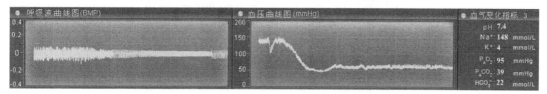

（3）家兔50%失血实验呼吸和血压曲线图（操作详见虚拟实验）。

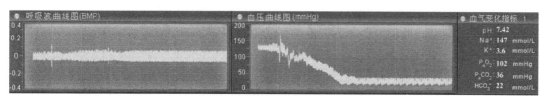

（4）观察微循环操作，见图1-6-5。

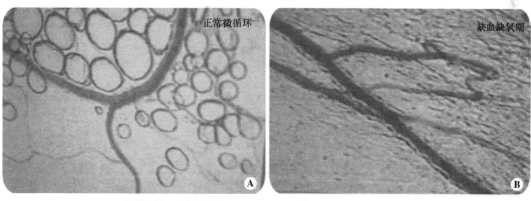

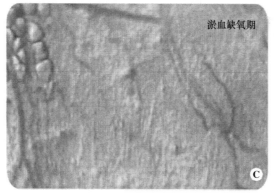

图1-6-5 家兔失血性休克微循环变化

（五）心源性休克实验（见图 1-6-6）

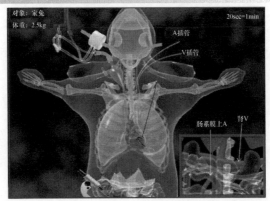

图 1-6-6　家兔心源性休克实验

1. 心源性休克病理模型的复制　开胸情况下直接结扎冠状动脉前降支（见图 1-6-7）。

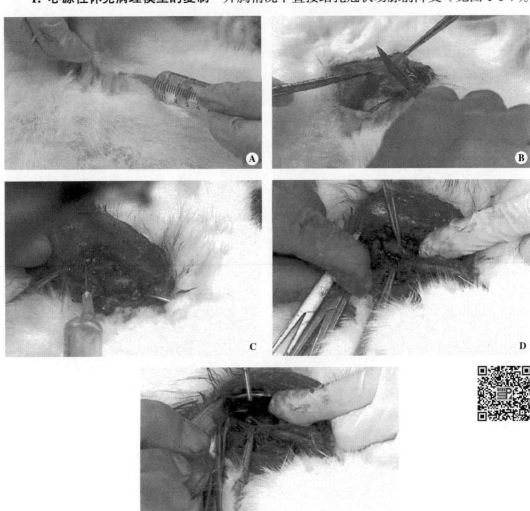

图 1-6-7　家兔心源性休克病理模型的复制

2. 心源性休克实验结果　呼吸和血压曲线图，见图1-6-8。

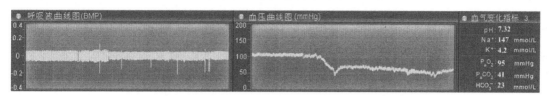

图1-6-8　家兔心源性休克时呼吸和血压的变化

（六）过敏性休克实验

1. 过敏性休克病理模型的复制　两周前皮下注射20%马血清 0.4ml/kg（图1-6-9）。

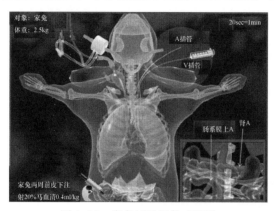

图1-6-9　家兔过敏性休克实验

2. 过敏休克实验结果　呼吸和血压曲线图，见图1-6-10。

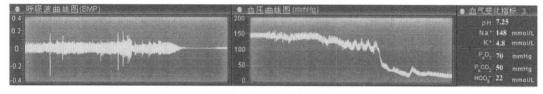

图1-6-10　家兔过敏性休克时呼吸和血压的变化

实验七　心血管活动调节综合实验

（一）实验目的

学习哺乳动物动脉血压的直接测量方法，以动脉血压和心率为指标，观察神经体液因素对心血管活动的影响。

（二）实验原理

动脉血压主要受心输出量和外周阻力的影响。动脉血压的高低是衡量心血管活动的重要指标，心脏受交感神经和迷走神经的支配，分别释放去甲肾上腺素和乙酰胆碱，通过β1受体和M受体，改变心脏的活动，影响心输出量。

心脏和血管的活动受神经体液和自身调节机制的调节。神经调节是指中枢神经系统对心血管活动的反射性调节。机体各种内外感受器的传入神经信息，在中枢内进行整合处理，改变交感和副交感传出神经的紧张性活动，从而改变心输出量和外周阻力，使动脉血压得到调节。其中最主要的是主动脉弓的压力感受性反射。反射的传入神经是主动脉神经和迷走神经，家兔的主动脉神经是独立的一条，也称减压神经，易于分离和观察其作用，人、犬等其他动物的主动脉神经和迷走神经混成一条，无法分离。降压反射的传出神经是心交感神经、心迷走神经和交感缩血管神经。

心血管的活动受到多种体液因素的调节。肾上腺素和去甲肾上腺素是其中的主要因素，肾上腺素对其中的 α、β 受体都有激动作用，可使心跳加快，心输出量增加；血管的作用取决于血管壁上受体的类型。去甲肾上腺素主要激活 α 受体，所以起的作用主要是引起外周血管收缩，通过增加外周阻力而使脉压增高，心脏的直接作用小，在外源去甲肾上腺素注射后，常引起明显的升压作用而引起反射性心率下降。

在外源性去甲肾上腺素注射后，常引起明显的升压作用而引起反射性心率下降。

（三）实验器材

各式注射器、动脉夹、三通管、毛剪、手术剪、手术刀、手术钳、镊子、玻璃针等。

（四）实验项目

实验项目见表 1-7-1。各组实验结果详见虚拟实验。

表 1-7-1　心血管活动调节综合实验项目

· 实验项目		
夹闭右颈总动脉（图 1-7-1）	注射生理盐水（图 1-7-4）	注射异丙肾上腺素（图 1-7-4）
刺激右降压神经（图 1-7-2）	注射阿托品（图 1-7-4）	注射酚妥拉明+去甲肾上腺素（图 1-7-4）
刺激迷走神经（图 1-7-3）	注射肾上腺素（图 1-7-4）	注射普萘洛尔+异丙肾上腺素（图 1-7-4）
	注射去甲肾上腺素（图 1-7-4）	

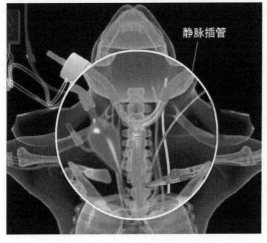

图 1-7-1　夹闭右颈总动脉实验

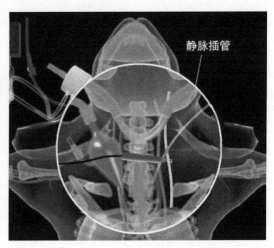

图 1-7-2　刺激右降压神经实验

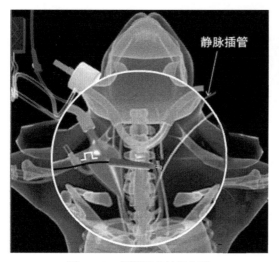

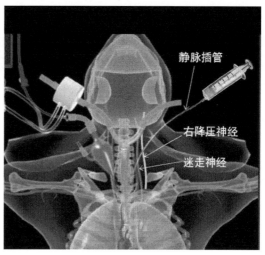

图 1-7-3 刺激迷走神经实验

图 1-7-4 注射各种药物实验

各组实验结果详见虚拟实验。

（五）知识库

1. 体表心电图记录 每一个心电周期中，心脏兴奋过程出现的电变化，可通过其周围的导电组织和体液反应到身体表面。

将记录电极放置到人体表面的一定部位，可记录到心脏电变化曲线，称为心电图（图 1-7-5）。

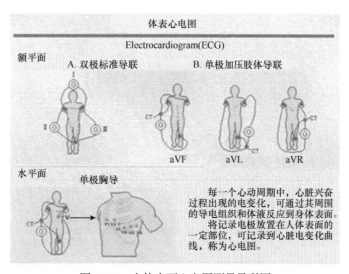

图 1-7-5 人体表面心电图测量导联图

2. 心电图的形成 见图 1-7-6。

3. 心电图的波性成分 见图 1-7-7。

（1）P波：代表左右心房的去极化过程。波形小而圆钝，时程 0.08～0.11s，幅度< 0.25mV。

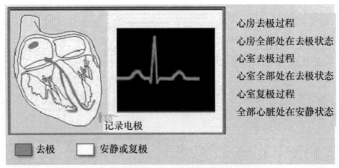

图 1-7-6　人体心电图形成原理

（2）QRS 综合波：左右两心室去极化，典型的包括 QRS 三个波，在不同导联中三个波不一定都出现，历时 0.06～0.10s，代表心室肌兴奋扩布时间。

（3）T 波：心室复极（3 期复极），0.1～0.8mV，（在 R 波较高的导联中 T 波不应低于 R 波的 1/10），时程 0.05～0.25s，T 波方向与 QRS 主波方向相同。

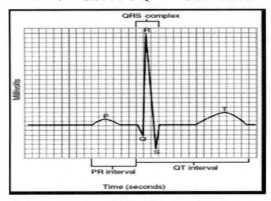

图 1-7-7　人体心电图三种波形

4. 心肌动作电位形成　见图 1-7-8。

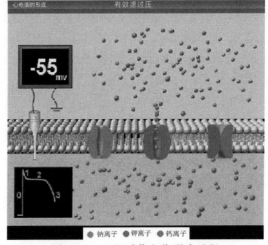

图 1-7-8　心肌动作电位形成过程

5. 心血管活动的神经调节　见图 1-7-9。

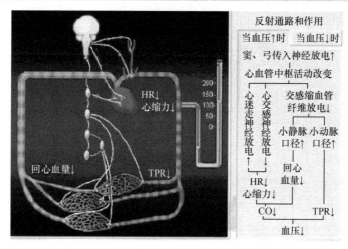

图 1-7-9　心血管中枢活动改变引起血压变化

实验八　肠道平滑肌受体动力学实验

(一) 实验目的

1. 熟悉消化道平滑肌标本的制作方法，记录消化道平滑肌自发收缩以及平滑肌胞内记录方法。

2. 了解小鼠小肠 ICC（胃肠道 Cajal 间质细胞，interstitial cells of Cajal）培养及其起搏电流记录的方法。

3. 通过虚拟实验观察消化道平滑肌慢波、快波与自发收缩之间的关系以及理化因素对消化道平滑肌生理和电生理特性的影响，加深消化道平滑肌生理特性的理解。

(二) 实验原理

消化道平滑肌具有自动节律性运动的特性，即没有任何刺激的情况下离体胃肠平滑肌在适宜的环境中自动节律地收缩和舒张。这种自发节律性收缩的特性的基础是其所固有的电生理特性，即慢波（基本电节律）所决定。慢波是消化道平滑肌自发产生的去极化和复极化的周期性电活动，这种电节律决定消化道平滑肌自发收缩频率。慢波是一种静息电位，在慢波的去极化峰值上会引发出速度非常快的电位波动称为快波，是动作电位。当慢波上出现快波的时候引起平滑肌的收缩，而快波的幅度和频率与收缩幅度成正比。从时间上看，电活动出现在前，机械的收缩出现在后，因此，每当慢波和快波后引起平滑肌收缩。慢波起源于哪里呢？就像心脏的节律性跳动由窦房结的正常起搏点的起搏细胞控制一样，消化道也有类似的起搏细胞。消化道的起搏细胞是分布于纵行肌与环行肌之间与肌间神经丛重叠分布的 Cajal 间质细胞（ICC-MY），ICC-MY 的自发节律放电传给平滑肌产生慢波和快波诱发平滑肌收缩。根据以上的基本原理，本实验模拟胃肠平滑肌收缩和电活动的同步记录以及慢波和 ICC 起搏电位的同步记录并观察温度、化学因素如各种神经递质、缺氧以及 pH 等对其影响。具体设计参数：胃平滑肌收缩波其频率设定为（3～6 次/分）；小肠收缩波频率设定为（12～16 次/分）；结肠收缩波频率设定为（8～12 次/分）。消化道的蠕动（peristalsis）、分节运动（segmentation）、移动性复合运动（migrating motorcomplex）等运动形式是在慢波节律的基础上，在肠神经系统的调节下实现的。

（三）实验项目

1. 消化道平滑肌标本制作 见图 1-8-1。

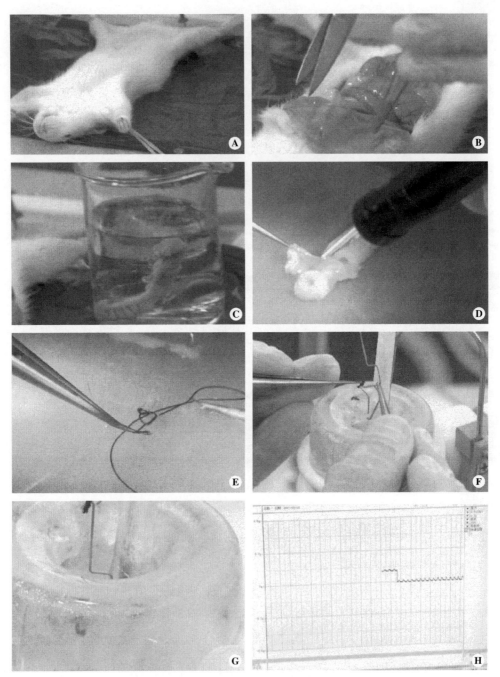

图 1-8-1 家兔消化道平滑肌标本制作及实验观察

2. 神经体液因素对消化道平滑肌收缩与慢波的影响　见图 1-8-2（详见虚拟实验）。

（1）正常的消化道平滑肌收缩与电活动的观察。

（2）消化道平滑肌生理特性观察。

1）温度的影响。

2）神经递质的影响：乙酰胆碱，肾上腺素，NO 供体硝普钠。

3）细胞外无钙。

4）L-型钙通道阻断剂。

（3）钾通道阻断剂的影响。

1）钾通道阻断剂。

2）K-ATP 通道开放剂。

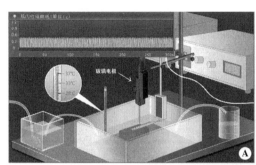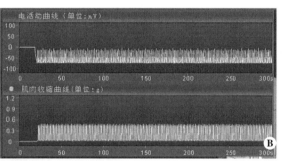

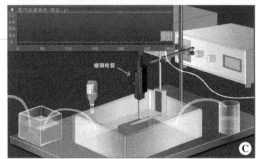

图 1-8-2　消化道平滑肌生理特性观察

3. ICC 起搏电位或电流的观察　见图 1-8-3（详见虚拟实验）。

（1）观察培养的小肠 ICC 起搏电流。

（2）神经体液因素对 ICC 起搏电流的影响。

（3）细胞内、外钙离子的影响。

1）细胞外无钙的影响。

2）细胞内钙库 IP3 受体阻断剂的影响。

（4）神经递质的影响。

1）去甲肾上腺素。

2）NO 供体硝普钠。

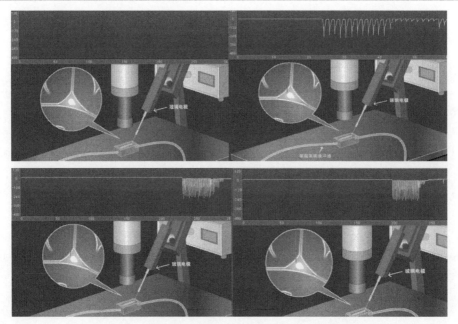

图 1-8-3　消化道平滑肌 ICC 起搏电位和电流的观察

（四）知识库

1. 消化道平滑肌自发收缩与慢波、快波的关系　自动节律性运动是消化道平滑肌特性之一，即没有任何外来刺激的情况下，离体胃肠平滑肌在适宜的环境中自动节律地收缩和舒张。这种自发节律性收缩的特性的基础是其所固有的电生理特性，即慢波（slow wave），也成为基本电节律（basic electric rhythm，BER）所决定。慢波是消化道平滑肌自发产生的去极化和复极化的周期性电位波动，这种电节律决定消化道平滑肌自发收缩频率。慢波是一种静息电位，在慢波的去极化峰值上会引发出速度非常快的电位波动称为快波（fast wave），是动作电位。当慢波上出现快波的时候引起平滑肌的收缩，而快波的幅度和频率与收缩幅度成正比。从时间上看，电活动出现在前，机械的收缩出现在后，因此，每当产生慢波和快波后即引起平滑肌收缩（图 1-8-4）。

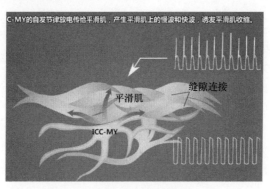

图 1-8-4　平滑肌收缩原理示意图

2. 消化道内 ICC 及其网络　就像心脏由窦房结的起搏细胞启动和控制心跳一样，消化道也有类似的起搏细胞，称为 Cajal 间质细胞（interstitial cell of Cajal，ICC）。这是消化道平滑肌自动节律性的起源。

在消化道从食道到肛门均有 ICC 分布并形成网络。具有起搏功能的 ICC 分布于纵行肌和环行肌之间与肌间神经丛重叠分布。

3. ICC 的起搏功能　见图 1-8-4。

4. ICC 起搏电流的观察　为了观察 ICC 的起搏电流,首先选用出生后 9～12 天的 Balb/c 小鼠的小肠或胃培养 ICC,培养 48～72 小时后可以观察到下图一样的 ICC。利用膜片钳技术的电压钳或电流钳,在没有任何刺激的条件下可以记录到起搏电位或起搏电流。

5. ICC 产生起搏电流的机理　起搏电流在 ICC 内的线粒体,IP3 介导的钙库以及膜上的离子通道共同参与下形成。前两者直接引起细胞内游离钙离子的波动,而细胞内游离钙激活膜上的离子通道属于瞬间受体电位通道(transient receptor potential channels, TRPC)家族。当这一离子通道开放时引发起搏电流,根据离子的选择性对起搏相关的离子通道有两种学术观点:一个是钙离子通道属于钙激活的氯通道,另一个是低钙敏感的非选择性阳离子通道。

实验九　坐骨神经-缝匠肌综合实验

(一) 实验目的

1. 熟悉制作蛙类坐骨神经-缝匠肌标本的基本方法。

2. 领会同步记录神经干动作电位、玻管微电极细胞内记录终板电位和肌膜动作电位以及骨骼肌收缩曲线的实验设计方法,理解多道生物信号同步记录在综合实验分析中的应用价值和重要意义。

3. 观察分析立体实验条件下的多种因素对神经-骨骼肌收缩的影响。

4. 加深对细胞内、外的不同电生理记录方法及其意义的理解,同时对生物信号的总和概念有直观的认识。

5. 启发学生建立综合实验的理念和思路以及提高对实验结果分析处理的能力。

6. 复习和巩固相关的生理基础理论知识。

(二) 实验原理

以电脉冲刺激坐骨神经运动分支,通过局部电流将神经冲动传导至末梢,使接头前膜量子释放乙酰胆碱(acetylcholine, ACh),ACh 与接头后膜 N_2 型 ACh 受体通道结合,使终板膜去极化,产生终板电位,当终板膜去极化达某一数值,以电紧张性扩布达肌膜的阈电位爆发肌膜的动作电位,通过肌膜兴奋-收缩偶联机制引起肌丝滑行而产生肌肉收缩反应,见图 1-9-1。

不同刺激对神经-骨骼肌收缩的综合观察

1. 综合生理实验中的阈刺激的意义　通常阈强度是指同一细胞或组织引起兴奋所需要的最小刺激强度,如引起神经干兴奋的阈强度,或直接刺激肌膜引起的收缩反应的阈强度等。本实验所指的阈强度含义是指刺激神经,引起肌肉收缩反应所需的最小的刺激强度。因此,在不同组织参与的综合实验中,其阈刺激(等于阈强度的刺激)定义还可结合某一特定反应的观察指标来确定。这尤其在整体或系统、器官或不同组织参与下的生理学研究中具有重要意义。

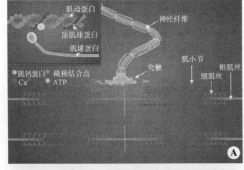

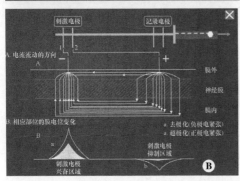

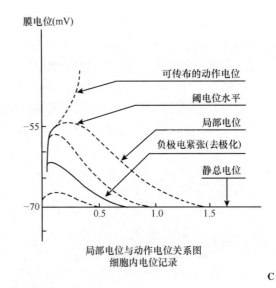

图 1-9-1　肌肉收缩原理示意图

本实验单刺激参数分别为：阈下刺激 0.3V，时间（波宽）0.1ms；阈刺激 0.6V，时间（波宽）0.1ms；阈上刺激 1.2V，时间（波宽）0.1ms。

阈刺激（强度 0.6V，时间 0.1ms）表示，以这一强度刺激坐骨神经干不仅能满足引起神经干中部分神经纤维兴奋所需要刺激强度，而且还可满足它们后续涉及的一系列其他环节，包括递质释放、终板电位产生、引起肌膜兴奋、肌丝滑行等生理全过程所需的最小刺激强度的要求。同样原理，小于或大于这一数值则分别称为阈下刺激和阈上刺激。

阈下刺激产生电紧张性电位，这种电位只限于局部，故也称为局部电位，具有不是"全或无"现象、可以总和以及衰减性传播等电生理性质，是产生动作电位的重要基础或前提。

2. 神经干复合动作电位引导　采用细胞外电级记录的方法，将分离标本中的坐骨神经干纤维置于标本灌流装置内的固定电极上，并保持神经纤维处于湿润状态。实验时经一对刺激电极对神经干施加有效刺激，由于蛙类的神经干为混合性神经，不同直径的纤维、其兴奋性存在着差异，因而随着刺激强度的逐渐增强，被兴奋的神经纤维数目在增多，神经干复合的动作电位幅值也增大，直至最大。因此，神经干纤维的动作电位不表现为"全或无"现象。

（三）实验内容

1. 实验用品与实验装置　蛙或蟾蜍双鳄夹、换能器、任氏液、神经肌肉标本及实验装置等。

2. 实验步骤（详见虚拟实验操作）

1）蛙或蟾蜍坐骨神经-缝匠肌标本制作，见图 1-9-2。

2）单刺激实验。

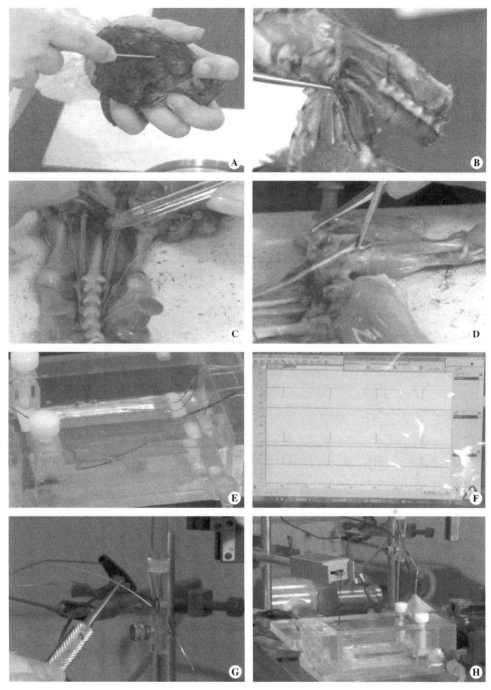

图 1-9-2　蛙类坐骨神经-缝匠肌标本制作

3）双刺激实验。

4）单收缩与强直收缩实验。

5）终板电位实验。

6）兴奋-收缩偶联实验，见图 1-9-3。

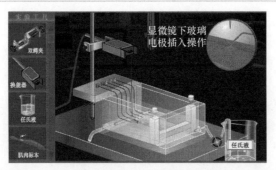

图 1-9-3　不同刺激对神经-骨骼肌收缩影响的实验装置图

实验十　中枢神经系统综合实验

一、反射弧的分析：皮肤接触实验

（一）实验目的

了解反射弧的组成及各部分的机能，探讨反射弧的完整性与反射活动的关系，认识脊髓反射的基本特征和兴奋在中枢神经系统内传导的基本特征。

（二）实验原理

在中枢神经系统的参与下，机体对各种刺激发生的反应过程称为反射。反射弧是反射发生的结构基础。反射弧包括感受器、传入神经、反射中枢、传出神经和效应器五部分。反射弧完整是引发反射的必要条件，一旦其中任何一个环节的解剖结构和生理完整性受到破坏，反射活动就无法实现。硫酸对皮肤的伤害性刺激可以引起受刺激肢体的反射性屈曲，本实验以此屈曲反射来分析反射弧的组成。

（三）实验器材和试剂

0.5%硫酸的玻璃皿、盛有清水的烧杯、纱布、1%硫酸的滤纸片。

（四）实验操作

1. 实验前准备。

2. 用 0.5%硫酸浸沾蛙右下肢尖，蛙趾每次接触硫酸的面积应一致。刺激后，应迅速用水洗去皮肤上的硫酸，以免皮肤受伤，并将皮肤上水渍吸干，以防再次刺激时硫酸被稀释，见图 1-10-1（详见虚拟实验）。

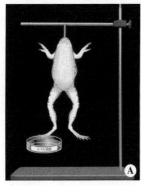
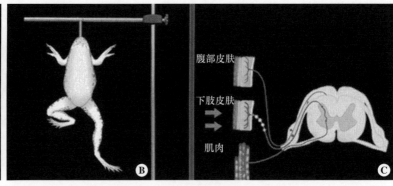

图 1-10-1　皮肤接触实验——刺激蛙右下肢

3. 清水洗清用药处。

4. 纱布擦干用药处。

5. 夹取 1%硫酸小滤纸片贴于蛙右侧腹部，见图 1-10-2（详见虚拟实验）。

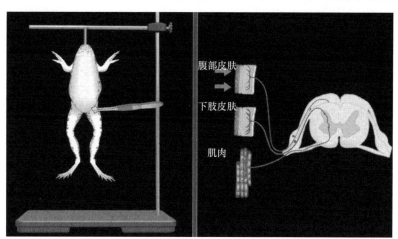

图 1-10-2　皮肤接触实验——刺激蛙右侧腹部

6. 清水洗清用药处。

7. 纱布擦干用药处。

8. 夹取 1%硫酸小滤纸片贴于蛙腹中部，见图 1-10-3（详见虚拟实验）。

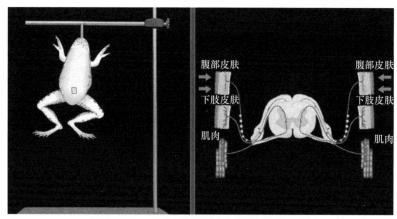

图 1-10-3　皮肤接触实验——刺激蛙腹中部

二、兔大脑皮层运动功能定位

（一）实验目的

1. 通过电刺激兔大脑皮层不同区域，观察相关肌肉收缩的活动，了解皮层运动区与肌肉运动的定位关系及其特点。

2. 观察去大脑僵直现象，证明高位中枢对肌紧张的调节作用。

（二）实验原理

大脑皮层运动区是躯体运动的高级中枢。皮层运动区对肌肉运动的支配呈有序的排列状态，电刺激大脑皮层运动区的不同部位，能引起特定的肌肉或肌群的收缩运动。

中枢神经系统对骨骼肌的紧张度具有易化作用和抑制作用。在正常情况下，通过这两种作用使骨骼肌保持适当的紧张度，以维持机体的正常姿势、协调机体的运动。如果在动物的上、下丘之间横断脑干，则抑制伸肌的紧张作用减弱，而易化伸肌的紧张作用相对加强，动物表现出四肢僵直、头尾昂起、脊柱后挺（即角弓反张）等伸肌紧张亢进的特殊姿势，称为去大脑僵直。

（三）实验器材

刺激电极、电刺激器、注射器、小骨钻、小咬骨钳、镊子、止血钳、动脉夹、三通管、玻璃分针等。

（四）实验操作（详见实验视频和虚拟实验）

1. 实验前准备。

2. 耳缘静脉麻醉，见图 1-10-4A、B。

3. 兔头固定，见图 1-10-4C。

4. 开颅手术，见图 1-10-4D、E。

5. 引导电极放置，见图 1-10-4F。

6. 刺激电极放置，见图 1-10-4G。

7. 机能定位实验：每次刺激持续约 5～10s，每次刺激后休息约 1min。

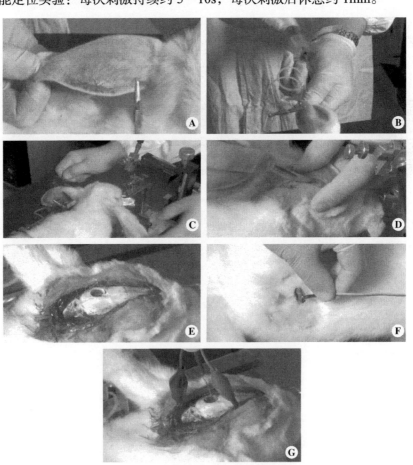

图 1-10-4 家兔诱发脑电及机能定位

三、兔大脑皮层躯体感觉诱发电位

（一）实验目的

学习哺乳类动物大脑皮层诱发电位的记录方法，了解大脑皮层诱发电位的波形特征和形成原理。

（二）实验原理

皮层诱发电位可通过刺激感受器、感受神经或感觉传导途径的任何一点而引发。常见的皮层诱发电位有躯体感觉诱发电位（somatosensory evoked potential，SEP）、听觉诱发电位（auditory evoked potential，AEP）和视觉诱发电位（visual evoked potential，VEP）等。

刺激产生的神经冲动，沿各自的感觉传导通路到达大脑皮层后，引起神经细胞及其树突的膜电位的变化。膜的去极化过程发生在神经元的突触后，产生突触后电位（postsynaptic potential，PSP），它们在时间和空间上的总和，形成了大脑皮层的诱发电位。

在侧脑室注射吗啡后，皮层躯体感觉诱发电位消失。

（三）实验器材

记录电极、刺激电极、吗啡。

（四）实验操作

（1）正常状态下诱发电叠加，见图1-10-5（详见虚拟实验）。

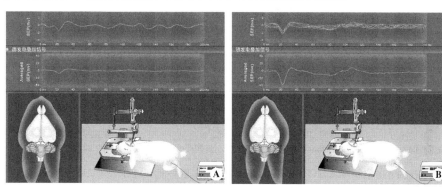

图1-10-5 兔大脑皮层躯体感觉诱发的电位

（2）注射吗啡后诱发电叠加，见图1-10-6（详见虚拟实验）。

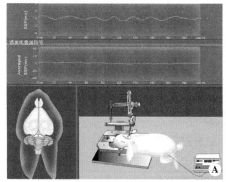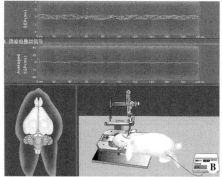

图1-10-6 注射吗啡后兔大脑皮层躯体感觉诱发电位消失

实验十一　影响尿液的生成综合实验

（一）实验目的

熟悉输尿管插管术、尿量的记录方法以及泌尿系统实验的常用分析指标。通过虚拟实验，观察神经、体液及药物等各种因素对尿生成的影响，以加深对肾脏生理功能的理解。

（二）实验原理

尿的生成过程包括肾小球滤过、肾小管和集合管的重吸收和分泌过程。肾小球滤过受滤过膜通透性、血浆胶体渗透压、肾小球血浆流量和肾小球毛细血管压等因素的影响，后两者又受肾交感神经以及肾上腺素、去甲肾上腺素等体液因子的影响，肾小管重吸收受小管液中溶质浓度等因素的影响。此外，影响尿液浓缩和稀释机制的因素，影响抗利尿激素释放的因素，影响肾素-血管紧张素-醛固酮系统的因素以及循环血容量、血压等都能对尿生成发生影响。

（三）实验器材和试剂

1. 器材　生物信号处理系统、尖头、圆头、眼科剪、动脉夹、玻璃分针、气管插管、直头止血钳、弯头止血钳、持针钳、三通开关、酒精灯、注射器。

2. 试剂　0.9% NaCl 溶液、20% 葡萄糖溶液、班氏试剂、呋塞米（速尿）、氯噻嗪、阿米洛利、0.1% 肝素溶液、1.5% 戊巴比妥钠、生理盐水、$1:10^4$ 去甲肾上腺素溶液。

（四）实验步骤（详见虚拟实验）

1. 家兔捉拿与称重，见图 1-11-1A。

2. 麻醉与固定，见图 1-11-1B、C。

3. 手术

（1）皮肤切开和组织分离，见图 1-11-1D。

（2）气管插管，见图 1-11-1E。

（3）分离迷走神经，见图 1-11-1F。

（4）颈总动脉插管，见图 1-11-1G。

（5）输尿管插管，见图 1-11-1H。

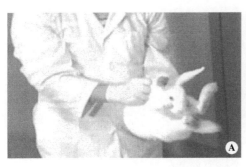
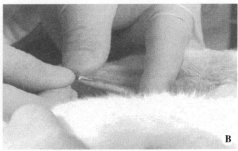

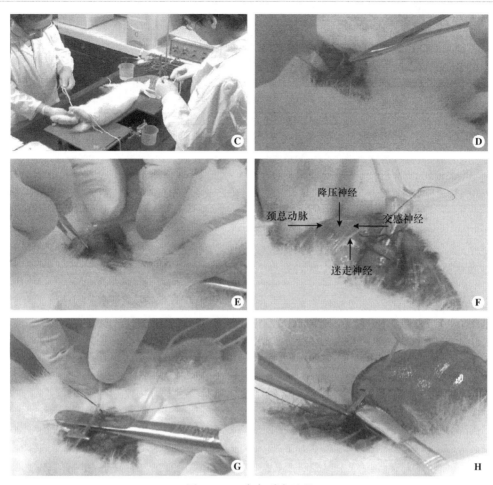

图 1-11-1　家兔手术过程

4. 输入 0.9% NaCl 溶液 20ml，见图 1-11-2。

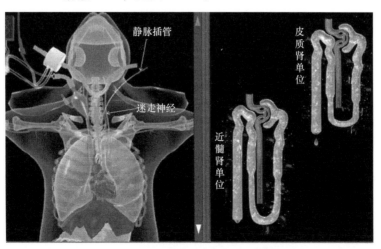

图 1-11-2　NaCl 溶液可导致家兔终尿量增加

5. 输入 20% 葡萄糖 6ml，见图 1-11-3。

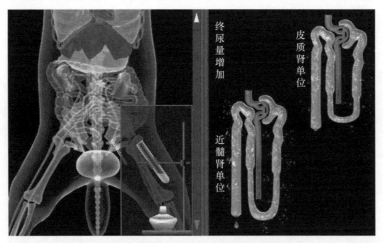

图 1-11-3　葡萄糖溶液可导致家兔终尿量增加

6. 注射利尿剂　呋塞米（速尿）0.3mg/kg、氯噻嗪 10mg/kg，阿米洛利 1mg/kg。

（1）呋塞米作用部位，见图 1-11-4。

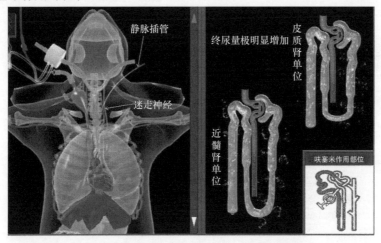

图 1-11-4　呋塞米可导致家兔终尿量极明显增加

（2）氯噻嗪作用部位，见图 1-11-5。

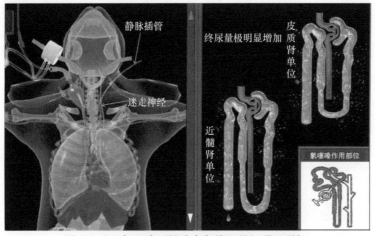

图 1-11-5　氯噻嗪可导致家兔终尿量极明显增加

（3）阿米洛利作用部位，见图1-11-6。

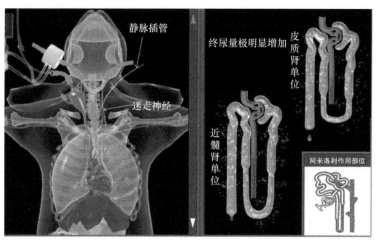

图 1-11-6　阿米洛利可导致家兔终尿量极明显增加

7. 注射去甲肾上腺素 5ml，终尿量明显减少，详见虚拟实验。

8. 刺激迷走神经，终尿量减少，详见虚拟实验。

9. 失血，终尿量明显减少，详见虚拟实验。

10. 尿路机械性梗阻，终尿排出受阻，详见虚拟实验。

（五）知识库

1. 肾的功能解剖，泌尿系统结构见图1-11-7，肾脏内部结构见图1-11-8，肾单位结构见图1-11-9，肾小球外表结构见图1-11-10，肾小球内部结构见图1-11-11。

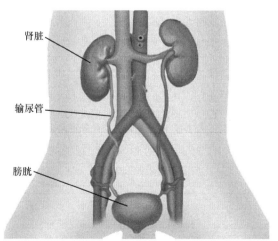

图 1-11-7　泌尿系统结构图

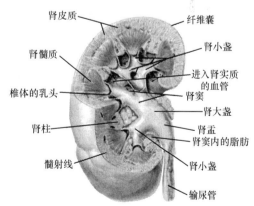

图 1-11-8　肾脏内部结构图

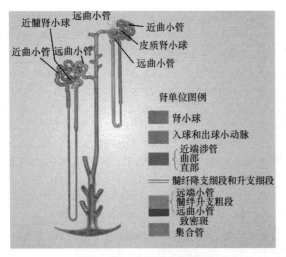

图 1-11-9　肾单位结构图

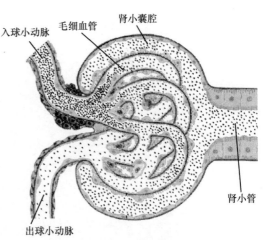

图 1-11-10　肾小球外表结构图

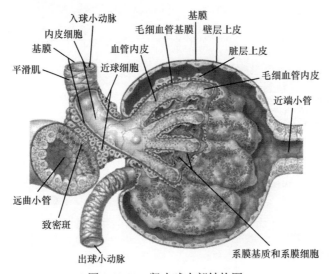

图 1-11-11　肾小球内部结构图

2. 肾小球滤过膜屏障，见图 1-11-12。

3. 肾小管和集合管的物质转运，见图 1-11-13。

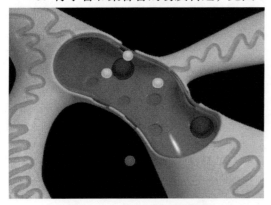

图 1-11-12　肾小球滤过膜屏障

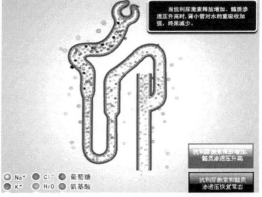

图 1-11-13　肾小管和集合管的物质转运

4. 有效滤过压，见图 1-11-14。

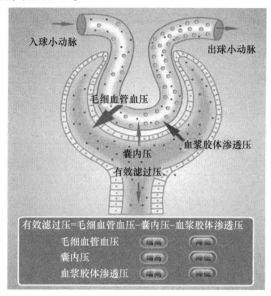

图 1-11-14　肾小球有效滤过压影响因素

实验十二　抗老年痴呆药物的药效学评价实验

（一）实验目的

1. 掌握学习记忆的常用实验方法——水迷宫实验（Morris-Water Maze）的原理、方法及实验结果的评价和分析。

2. 熟悉常用老年痴呆动物模型的制备方法。

3. 了解药理学热点研究领域抗老年痴呆药物的药效学研究方法及作用机制。

（二）实验原理

1. 学习记忆实验法概述　动物或人学习与记忆情况难以直接观察到，只能根据可观察的对刺激的反应来推测和评估脑内的一些变化。对学习与记忆的研究一般以人或动物学习学会的速度或学会后重新操作的成绩或反应速度为评估指标。动物学习与记忆实验方法的核心是条件反射，各种方法均由此衍生而来。

2. Morris 水迷宫法实验原理　虽然老鼠是天生的游泳健将，但是它们却厌恶处于水中，同时游泳对于老鼠来说是十分消耗体力的活动，在水中，他们会本能的寻找平台从水中逃脱。通过观察记录动物找到藏在水下逃避平台所需的时间、采用的策略和它们的游泳轨迹，分析和推断动物的学习、记忆和空间认知等方面的能力。

Morris 水迷宫是用来研究学习记忆和认知能力的常用实验设备，由一圆柱形水池和一可移动位置的站台组成。水池上空通过一个数字摄像机与计算机相连接。Morris 水迷宫实验被广泛用于衡量啮齿类动物的空间定位能力。

3. 东莨菪碱模型原理　东莨菪碱模型是短期起效，因为东莨菪碱对动物的作用是可逆的。在老年痴呆症（Alzheimer disease，AD）中，胆碱能系统主要为突触前胆碱能神经元的不可逆性，而突触后乙酰胆碱 M 受体（mAChR）无明显减少。东莨菪碱主要是可逆行地阻断突触后的 mAChR，只是部分模拟 AD 的某些特征。这一模型用于评价胆碱能功能药物性损害对认知功能的影响较好，但它缺乏某些研究 AD 病理生理所必需的特征（图 1-12-1）。

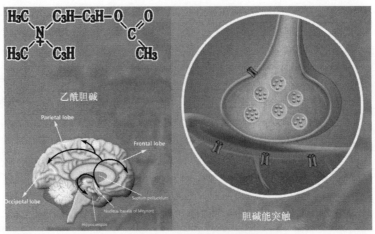

图 1-12-1　东莨菪碱模型原理图示

4. 穹窿伞切断模型原理　已知基底前脑的胆碱能细胞发出轴突广泛地投射到新皮质和海马等高级中枢区，这一投射与学习记忆和认知功能密切联系。利用机械离断，损伤隔-海马胆碱能投射，可导致认知功能障碍和学习记忆功能损伤。

5. 鹅膏蕈氨酸模型原理　老年性痴呆突出的病理表现是基底前脑胆碱能神经元的退化，出现胆碱能功能的原发性缺损。兴奋性氨基酸注入基底前脑后能特异性激动胆碱能神经元，并过度兴奋致使钙超载等一系列反应使神经元死亡。

6. 石杉碱甲治疗原理　老年性痴呆突出的病理表现是基底前脑胆碱能神经元的退化，出现胆碱能功能的原发性缺损。兴奋性氨基酸注入基底前脑后能特异性激动胆碱能神经元，并引起过度兴奋致使钙超载等一系列反应使神经元死亡。

（三）实验内容（详见虚拟实验）

1. 造模

（1）穹窿伞切断模型，见图 1-12-2。

1）将定位针固定于立体定位仪上，见图 1-12-2A。

2）动物麻醉与固定，见图 1-12-2B、C。

3）穹窿伞切断术（两侧均进行同样操作），见图 1-12-2D。

4）定位，见图 1-12-2E。

5）缝合，见图 1-12-2F。

6）假手术组不进刀，其他步骤相同。

（2）基地前脑注射鹅膏蕈氨酸致大鼠痴呆模型。

1）将定位针固定于立体定位仪上。

2）动物麻醉与固定。

3）注射鹅膏蕈氨酸（两侧均进行同样操作）。

4）缝合。

5）假手术组注射等量生理盐水，其他步骤相同。

2. 实验前准备　图 1-12-3。

（1）标记入水点，固定站台，注水并染成黑色。

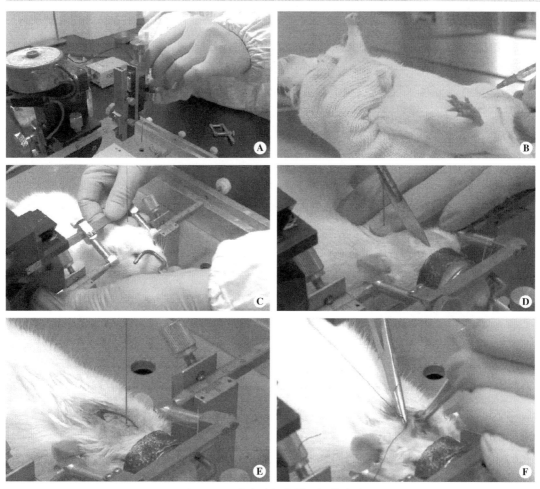

图 1-12-2　穹窿伞切断模型操作步骤

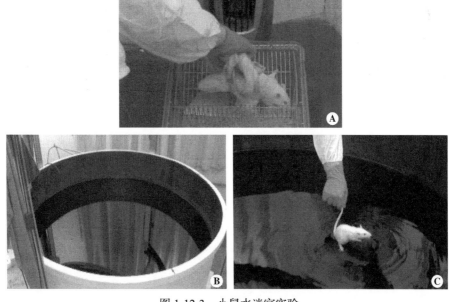

图 1-12-3　小鼠水迷宫实验

3. 适应性游泳（第 1 天）

4. 定位航行实验（第 2~5 天）。

（1）游泳训练（第 2 天）。

（2）游泳训练（第 3~5 天）。

5. 空间探索实验（第 6 天）

（1）撤去平台。

（2）游泳训练（第 6 天）。

6. 数据分析

实验十三　抗抑郁药的药效学评价实验

一、实 验 目 的

1. 掌握研究抗抑郁药的常用行为药理学实验方法：强迫游泳法、悬尾法、学习无助法。

2. 熟悉常用抑郁模型的制备方法。

3. 了解抗抑郁药的药效学研究方法及作用机制。

二、强迫游泳实验

（一）实验原理

当小鼠放进一个有限的空间使之游泳，开始拼命游动力图逃脱，一段时间后，就变成漂浮不动状态，仅露出鼻孔保持呼吸，四肢偶尔划动以保持身体不至于沉下去，这种状态叫做"不动状态"，实际是动物放弃逃脱的希望，属于"行为绝望"，这种行为绝望模型与抑郁症类似，抗抑郁药可有效对抗不动状态，使动物游动起来，且药效与临床药效显著相关。该实验方法被广泛用于抗抑郁药物的初选。

（二）实验材料与仪器

1. 实验药品　丙咪嗪、生理盐水、氟西汀。

2. 实验对象　SD 大鼠。

3. 实验仪器　直径约 18cm，水深 2cm 的游泳桶，桶的外部装有摄像头，连接计算机信号分析装置。

（三）实验步骤

1. 分组　分三组：阳性对照组（n=10），用药组（n=10），空白对照组（n=10）。

2. 给药　阳性对照组：丙咪嗪 20.0mg/kg；用药组：氟西汀 20.0mg/kg；空白对照组：生理盐水 20.0mg/kg；给药方法为腹腔注射，1 次/天，给药 7 天。

3. 游泳实验　（末次给药 1h 后进行）

给游泳桶内加水，水温 25℃，水深为 17~33cm，将大鼠放于桶内，并开始计时，测定 6min 之内大鼠漂浮不动的时间（即大鼠在水中停止挣扎，或动物呈漂浮状态，仅有细小的肢体运动以保持头部浮在水面），见图 1-13-1（详见虚拟实验）。

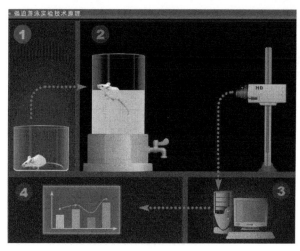

图 1-13-1　小鼠强迫游泳实验装置

观察指标：总不动时间（漂浮时间+绝对静止时间）。

统计分析：将大鼠游泳不动时间进行组间比较。

三、小鼠悬尾实验

（一）实验原理

小鼠在悬尾状态下很快会出现绝望行为，表现为不再挣扎，呈现特有的安静不动状态，抗抑郁药和中枢兴奋药可以明显缩短不动状态的持续时间。绝大多数抗抑郁药物既能缩短不动状态，又不影响其自主活动。

（二）实验材料与仪器

1. 实验药品　丙咪嗪、生理盐水、氟西汀。

2. 实验对象　昆明小鼠。

3. 实验仪器　直径约 18cm 的悬尾架，外部装有摄像头，连接计算机信号分析装置。

（三）实验步骤

1. 分组　分三组：阳性对照组（n=10），用药组（n=10），空白对照组（n=10）。

2. 给药　阳性对照组：丙咪嗪 20.0mg/kg，用药组：氟西汀 20.0mg/kg，空白对照组：生理盐水 20.0mg/kg，给药方法为腹腔注射，1 次/天，给药 7 天。

3. 悬尾实验　（末次给药 1h 后进行）

用粘膏条将小鼠尾巴在距尾尖 2cm 处粘在悬尾仪上，并开始计时，测定 6min 小鼠运动时间，不动时间。

观察指标：总不动时间。

统计分析：组间比较小鼠尾悬实验不动时间，见图 1-13-2（详见虚拟实验）。

四、大鼠学习无助实验

（一）实验原理

当动物置于一种不可逃避的厌恶刺激环境（如足电休克）时，会产生一种绝望行为，

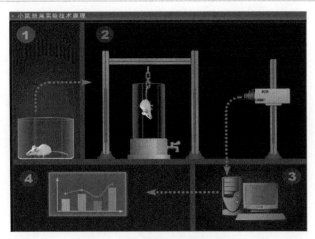

图 1-13-2　小鼠悬尾实验装置

表现为对刺激不再逃避，并干扰了以后的适应性反应。此时动物脑内儿茶酚胺水平降低，被公认为是一种抑郁状态，抗抑郁药可以对抗这种状态。

（二）材料与仪器

1. 实验药品　盐酸氯米帕明、生理盐水、氟西汀。

2. 实验对象　SD 大鼠。

3. 实验仪器　穿梭箱有两室，每室 30cm×20cm×30cm，中间通路 7cm×7cm，设有隔板，可以人为开闭，箱底为不锈钢栅条，条间距离为 1cm，两室的栅条可分别通电，当其中一室与刺激器接通时，另一室则为安全室，顶部装有摄像头，连接计算机信号分析装置。

（三）实验步骤

1. 实验分组　分 4 组：模型组（$n=10$），阳性对照组（$n=10$），用药组（$n=10$），空白对照组（$n=10$）。

2. 模型诱导　进行无信号不可回避双室电击（2 天，每天 1 次），见图 1-13-3（详见虚拟实验）。

（1）关闭中间通道。

（2）分别将模型组，阳性对照组，用药组大鼠放入穿梭箱，每箱 1 只。

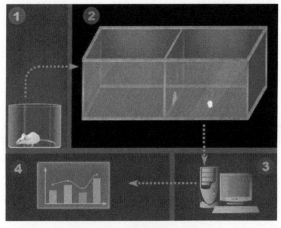

图 1-13-3　大鼠学习无助实验

（3）电刺激（220V，0.8mA 方波）15s，停 15s，重复 60 次。

（4）将空白组大鼠放入穿梭箱，每箱一只，不进行电刺激，时间 1h。

（5）用药：阳性对照组：盐酸氯米帕明 20.0mg/kg；用药组：氟西汀 20mg/kg；模型组：（生理盐水）20.0mg/kg；空白对照组：（生理盐水）20.0mg/kg。

3. 条件性回避反应学习期：（上午进行，2 天，详见虚拟实验）

（1）实验前给药（上午）：阳性对照组：盐酸氯米帕明 10.0mg/kg，用药组：氟西汀 10mg/kg，模型组：生理盐水 10.0mg/kg，空白对照组：生理盐水 10.0mg/kg。

（2）1h 后，分别将大鼠（四个实验组）放入操作箱中，适应 5min。

（3）3s 灯光刺激（信号）。

（4）3s 灯光+电刺激。

（5）停 24s（无任何刺激）。

（6）重复上述步骤（2）～（5）30 次。

（7）实验后给药（下午）：阳性对照组：盐酸氯米帕明 10.0mg/kg，用药组：氟西汀 10mg/kg，模型组：生理盐水 10.0mg/kg，空白对照组：生理盐水 10.0mg/kg。

（8）记录指标：大鼠在仅有灯光时穿梭到安全室，记为回避反应。

大鼠在同时具有灯光和电刺激时穿梭到安全室，记为逃避反应。

观察指标：逃避失败次数=30−（回避次数+逃避次数）。

统计分析：组间比较大鼠逃避失败次数。

五、开　场　实　验

（一）实验原理

又称自发活动（open field test）、旷场实验，是观察研究实验动物神经精神变化、进入开阔环境后的各种行为，例如动物对新开阔环境恐惧而主要在周边区域活动，在中央区域活动较少，但动物的探究特性又促使其产生在中央区域活动的动机。

为避免中枢兴奋药的干扰，常利用开野法测定小鼠的自主活动，以提高筛选抗抑郁药的选择性和可靠性。绝大多数抗抑郁药物能减少或不影响小鼠的自主活动。

（二）材料与仪器

1. 实验药品　丙咪嗪、生理盐水、氟西汀。

2. 实验对象　SD 大鼠。

3. 实验仪器　30cm×20cm×30cm 试验箱，箱底部分为 9 格，箱底部装有摄像头，连接计算机信号分析装置。

（三）实验步骤（详见虚拟实验）

将各组实验动物依次放入开场实验箱，计时 3min，电脑记录动物水平运动和垂直运动的次数。

观察指标：水平运动、垂直运动的次数。

注：

水平运动：穿越地面格数；

垂直运动：直立次数；

统计分析：组间比较小鼠水平运动和垂直运动的次数。

第二章　细菌的形态学综合实验

实验一　普通光学显微镜的使用

（一）实验目的

掌握光学显微镜（结构见图 2-1-1）特别是油镜的使用方法。

（二）实验材料

光学显微镜、观察涂片、香柏油、擦镜头液、擦镜纸、消毒缸。

（三）实验操作（操作步骤详见网站）

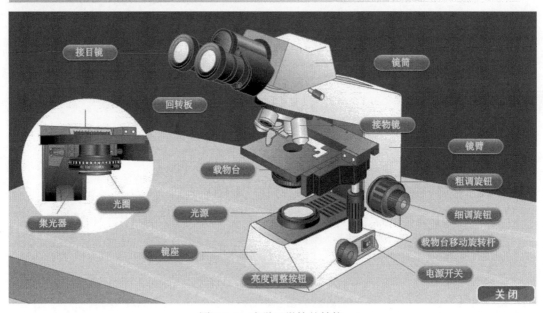

图 2-1-1　光学显微镜的结构

实验二　暗视野显微镜的使用

（一）实验目的

掌握暗视野显微镜的使用方法。

（二）实验原理

暗视野显微镜是利用丁达尔（Tyndall）光学效应的原理，在普通光学显微镜的结构基础上改造而成的。暗视野显微镜（dark field microscope）的聚光镜中央有挡光片，使照明光线不直接进入物镜，只允许被标本反射和衍射的光线进入物镜，因而视野的背景是黑的，物体的边缘是亮的。利用这种显微镜能见到小至 4～200nm 的微粒子，分辨率可比普通显微镜高 50 倍。

暗视野显微镜的聚光镜有油式暗场聚光镜和干式暗场聚光镜两种，油式暗场聚光镜需要在聚光镜和标本片之间滴加香柏油，防止照明光线在聚光镜上面进行全反射，达不到被检物体，以致得不到暗视野照明。干式暗场聚光镜是油式聚光镜的改良，聚光镜的折射率近似于空气，所以不需在聚光镜和标本片之间滴加香柏油。由于操作简单，干式暗场聚光镜目前应用比较广泛（图 2-2-1）。

（三）实验操作（操作步骤详见网站）

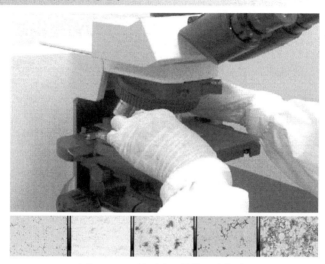

图 2-2-1　暗视野显微镜观察标本

实验三　悬滴法和压滴法

（一）实验目的

了解细菌标本不染色检查方法。

（二）实验原理

许多杆菌、弧菌等有鞭毛，因而具有动力，在显微镜下呈现活泼的运动。当细菌标本不经染色直接镜检，可观察活细菌的运动情况。通过不染色标本直接检查细菌的动力是鉴别细菌的重要方法之一（图 2-3-1）。

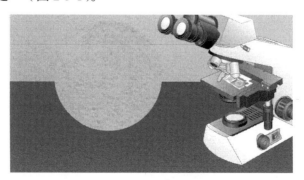

图 2-3-1　观察不染色细菌标本

（三）实验器材

1. 悬滴法　凡士林、凹玻片、刮板、镊子、盖玻片、接种环、酒精灯、细菌培养基。

2. 压滴法 载玻片、镊子、接种环、酒精灯、细胞培养液、盖玻片。

（四）实验操作（操作步骤详见网站）

不染色细菌标本可直接观察细菌的运动，见图 2-3-2。

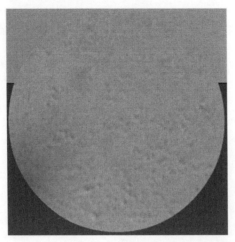

图 2-3-2 细菌的运动

实验四 革兰染色法

（一）实验目的

掌握细菌培养物涂片的制作；掌握革兰染色方法、原理、意义；掌握革兰染色法在医学实践中的意义。

（二）实验原理

革兰染色法主要与细胞壁中肽聚糖的不同有关，肽聚糖本身不被染色，但却是防止结晶紫丢失的渗透屏障。在染色过程中，细菌首先被结晶紫染色，碘液媒染，使之生成结晶紫-碘复合物促进染料的保留，在用乙醇脱色时，乙醇使很厚的高度交联的革兰阳性菌的肽聚糖形成的孔皱缩，使结晶紫-碘复合物在短暂的脱色过程中得以保留，而使细菌保留紫色。相反，革兰阴性菌的肽聚糖层很薄，没有高度交联，形成的孔也较大，乙醇处理还将细胞壁中的脂类抽提出，进一步增大孔隙，使结晶紫-碘复合物比较容易被脱去而被复染成红色（图 2-4-1）。

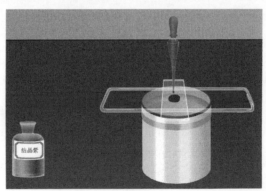

图 2-4-1 细菌的革兰染色法

（三）实验材料

1. 试剂——革兰染色液的配制：

（1）结晶紫染液：称取结晶紫14g，溶于100ml 95%乙醇中制成饱和液。取20ml饱和液与80ml 1%草酸铵溶液混合，过滤后备用。

（2）卢戈碘液：先将2g碘化钾溶于10ml蒸馏水中，再加碘，待碘全部溶解后再加300ml蒸馏水。

（3）95%乙醇溶液。

（4）稀释苯酚复红液：称取4～5g碱性复红溶解于100ml 95%乙醇中，制成饱和溶液，再取其中的10ml饱和液与90ml 5%苯酚水溶液混匀即制成苯酚复红液体。量取10ml苯酚复红液加90ml蒸馏水混匀即成稀释苯酚复红液。

2. 器材 载玻片、接种环、生理盐水、大肠埃希菌斜面培养基、酒精灯、染色架、结晶紫染液、水、卢戈碘液、95%乙醇溶液、稀释苯酚复红染液、吸水纸、显微镜。

（四）实验操作（操作步骤详见网站）

革兰染色后的细菌呈红色，见图2-4-2。

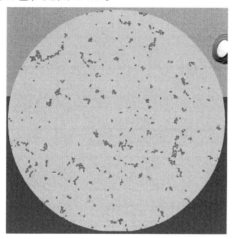

图2-4-2 革兰染色后的细菌

实验五 抗酸染色法

（一）实验目的

掌握抗酸染色法并了解其对分枝杆菌属细菌鉴别的意义。

（二）实验原理

抗酸阳性菌如分枝杆菌属细菌细胞壁中含较多脂质（分枝菌酸），能限制染料的进入，一般以加温、提高染料浓度或加入适当的渗透剂促进细菌着色。而一旦着色，苯酚复红与分枝菌酸结合成牢固的复合物，能够抵抗盐酸乙醇的脱色，使菌体保留红色；而非抗酸菌则相反，被盐酸乙醇脱为无色，因而染为复染液碱性美蓝的蓝色。此外，抗酸染色结果与抗酸阳性菌细胞壁的完整性也有关系，若因机械作用或自溶而细胞破裂时，抗酸性消失。

（三）标本浓缩集菌

1. 沉淀法

（1）实验器材：结核病人痰液、移液器、离心管、0.5%NaOH 溶液、水浴箱、离心机、酒精灯、消毒缸、无菌蒸馏水、载玻片、接种环。

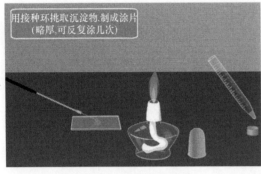

图 2-5-1 沉淀法制作涂片

（2）沉淀法浓缩集菌：用接种环挑取沉淀物，制成涂片（略厚，可反复涂几次），见图 2-5-1。

2. 漂浮法

（1）实验器材：锥形瓶、50ml 蒸馏水、二甲苯、0.5%NaOH 溶液、培养箱、移液器、酒精灯、消毒缸、载玻片、乙醚。

（2）漂浮法浓缩集菌：用毛细吸管吸取油层与水层中间的泡沫物质，滴至玻片上，徐徐加温使干，然后再在原处加一滴，再烘干，如此重复 3～4 次，见图 2-5-2。

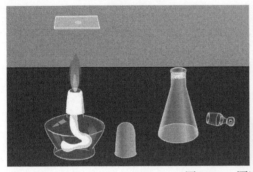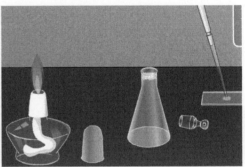

图 2-5-2 漂浮法制作涂片

（四）抗酸染色器材

载玻片、染色架、石炭酸复红染液、酒精灯、水、3%盐酸乙醇溶液、碱性亚甲蓝染液。

（五）抗酸染色操作（操作步骤详见网站）

抗酸染色后细菌呈红色，见图 2-5-3。

实验六 鞭毛染色法

（一）实验目的

熟悉细菌特殊结构——鞭毛（Flagella）的镜下特点，了解常用鞭毛染色法操作步骤。

（二）实验原理

所有的弧菌、螺菌，大多数的杆菌以及极少数球菌的菌体上附着有细长呈波状弯曲的丝状物，称为鞭

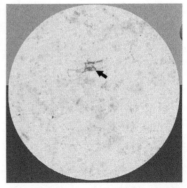

图 2-5-3 抗酸染色后的细菌（箭头所指）

毛，是细菌的运动器官。鞭毛纤细，长 3～20μm，直径仅 10～20nm，不能直接在光学显微镜下观察。经特殊的鞭毛染色使鞭毛增粗并着色后，才能在光学显微镜下观察。

（三）实验材料

鞭毛染色染液配制：2ml 饱和钾明矾液、5ml 5%苯酚液和 2ml 20%鞣酸液混合。临用时加 1ml 碱性复红乙醇饱和液混合后过夜，次日过滤后使用，3 天内使用效果最好。

（四）实验操作（操作步骤详见网站）

染色后的细菌鞭毛见图 2-6-1。

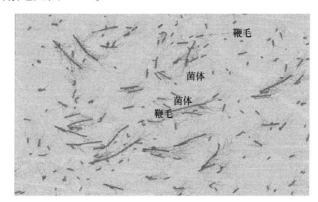

图 2-6-1　染色后的鞭毛

实验七　荚膜染色法

（一）实验目的

熟悉细菌特殊结构——荚膜（capsule）的镜下特点，了解荚膜染色法——苯酚复红染色法和 Hiss 染色法。

（二）实验原理

某些细菌细胞壁外围包绕一层界限分明、不易被洗脱的黏液性物质，其厚度＞0.2μm，称为荚膜；厚度＜0.2μm 者，称为微荚膜。荚膜对碱性染料的亲和性低，不易着色，可用负染法使菌体和背景染上颜色，从而使荚膜清楚显现出来。由于荚膜含水量在 90%以上，染色时一般不用热固定，以防荚膜皱缩变形。荚膜染色法用于有荚膜细菌如肺炎链球菌、产气荚膜梭菌等的鉴定。

（三）实验材料

1. 试剂　Hiss 染色染液配制：

（1）5ml 结晶紫饱和乙醇液加 95ml 蒸馏水混合液。

（2）20%硫酸铜水溶液。

2. 器材　小白鼠、镊子、消毒棉球、荚膜梭菌培养液、培养箱、棉签、小剪刀、载玻片、消毒缸、染色架、苯酚复红负染液、水、吸水纸、显微镜、结晶紫染液、酒精灯、硫酸铜水溶液。

（四）实验操作（操作步骤详见网站）

用苯酚复红染色法进行染色观察：滴加数滴石碳酸复红染液于玻片上，2～3秒后水洗，然后自然干燥或用吸水纸印干，即可置于油镜下观察，可见菌体和背景呈红色，荚膜无色，见图2-7-1。

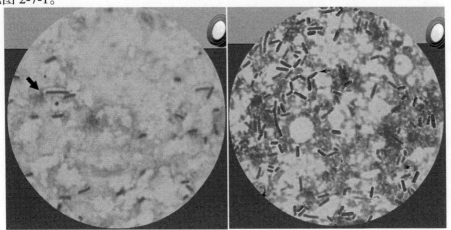

图 2-7-1　染色后的细菌荚膜（左：苯酚复红染色，右：Hiss 染色）

实验八　芽孢染色法

（一）实验目的

熟悉细菌特殊结构——芽孢（spore）的镜下特点，了解芽孢染色法。

（二）实验原理

某些革兰阳性细菌在一定的环境条件下，能在菌体内部形成一个圆形或卵圆形小体，称为芽孢。芽孢是细菌适应恶劣环境、维持细菌生存而处于代谢相对静止的休眠体。芽孢折光性强，壁厚，一般不易着色，若用着色性强的染色剂如苯酚复红等，在加热的条件下染色，不仅使染料进入菌体，也进入芽孢中。菌体中的染料很容易被水洗而脱色，而芽孢一经染色很难洗脱，当用复染剂染色时，菌体染上复染剂的颜色，而芽孢保持初染剂的颜色。由于芽孢的大小、形状、位置等随菌种而异，有重要的鉴别价值，故芽孢染色法常用于产生芽孢这类细菌的鉴别。

（三）实验材料

芽孢染色液的配制：

（1）苯酚复红染液：称取 4～5g 碱性复红溶解于 100ml 95%乙醇溶液中，制成饱和溶液，再取其中的 10ml 饱和液与 90ml 5%苯酚水溶液混匀即制成苯酚复红液体。

（2）碱性亚甲蓝液：取美蓝 2g，溶于 100ml 95%乙醇溶液中，取 30ml，再加入双蒸水 100ml 及 10% KOH 水溶液 0.1ml 即成。

（四）实验操作（操作步骤详见网站）

染色后的芽孢见图 2-8-1。

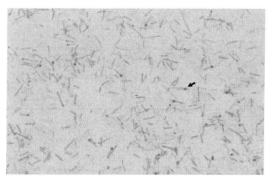

图 2-8-1　染色后的细菌芽孢

实验九　Albert 染色法

（一）实验目的

熟悉 Albert 染色法，熟悉白喉棒状杆菌染色后镜下形态。

（二）实验原理

白喉棒状杆菌等细菌在营养充足时，会在其胞质中形成主要成分是 RNA 和多偏磷酸盐的颗粒，其嗜碱性强，用碱性染料染色时着色常比菌体深，称为异染颗粒，在白喉棒状杆菌的鉴定中有重要的意义。

（三）实验材料

1. 试剂　Albert 染色液配制：

（1）甲液：甲苯胺蓝 0.15g、孔雀绿 0.2g、冰乙酸 1ml、95% 乙醇溶液 2ml，蒸馏水 100ml。将各染料先溶解于乙醇中，然后加入蒸馏水与冰乙酸的混合液，充分混匀，静置 24h 后用滤纸过滤，备用

（2）乙液：碘 2g、碘化钾 3g，蒸馏水 300ml。先将碘化钾加入少量蒸馏水（约 2ml），充分混匀，待全部溶解，再加入碘，使其完全溶解后，加蒸馏水至 300ml。

2. 器材　载玻片、生理盐水、接种环、酒杯灯、白喉棒状杆菌、显微镜、染色架、水、Albert 染色甲液、Albert 染色乙液、吸水纸。

（四）实验操作（操作步骤详见网站）

挑取少许的细菌培养物与盐水混匀，涂成直径约 1cm 的涂片。涂片应薄而均匀，经染色后镜下观察，见图 2-9-1。

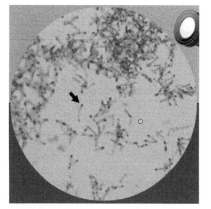

图 2-9-1　染色后的白喉棒状杆菌（菌体呈蓝绿色，异染颗粒呈蓝黑色）

实验十　负　染　色　法

（一）实验目的

熟悉负染色法，了解口腔奋森疏螺旋体镜下形态。

（二）实验原理

负染色法，又称背景染色法，染料并不直接针对

菌体本身，可借以观察不易染色之细菌如螺旋菌或不易染色之菌体结构如荚膜。常用染料有墨汁、刚果红等。

（三）实验器材

载玻片、墨汁、接种环、牙签。

（四）实验操作（操作步骤详见网站）

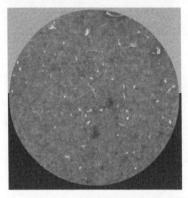

取玻片 1 张，用接种环取 2～3 环墨汁，置于玻片的一端。取牙垢少许，与玻片中的墨汁混匀作推片。推片干后，用油镜观察，玻片中整个视野呈黑色，各种形态的细菌和螺旋体不被染色，可见奋森疏螺旋体有 3～10 个稀疏不规则的螺旋，呈波纹状，同时还可见粗大梭杆菌，见图 2-10-1。

图 2-10-1　负染色后的奋森疏螺旋体
（箭头所指亮白色菌体）

实验十一　镀银染色法

（一）实验目的

熟悉钩端螺旋体镜下形态；了解镀银染色法。

（二）实验材料

1. 试剂　镀银染色液的配制：

（1）固定液（第一液）：40%甲醛溶液 2ml，冰乙酸 1ml，加蒸馏水至 100ml。

（2）媒染剂（第二液）：鞣酸 5g，苯酚 1ml，加蒸馏水至 100ml。

（3）硝酸银溶液：在 50ml 0.15%AgNO₃ 溶液中滴加 10%氨水 7.5ml 左右，边加边摇，滴加初期有沉淀出现，但加到 7.5ml 时呈透明，随后再加 AgNO₃ 溶液数滴至略呈浑浊为度。

2. 器材　载玻片、酒精灯、双曲钩端螺旋体、接种环、染色架、固定液、水。

（三）实验操作（操作步骤详见网站）

将梅毒病人标本或双曲钩端螺旋体 72h 培养液 1 滴涂片，干燥后镜下观察，见图 2-11-1。

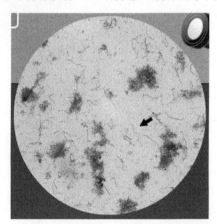

图 2-11-1　镀银染色后的双曲钩端螺旋体

实验十二　姬姆萨染色法

（一）实验目的

了解姬姆萨染色法，了解沙眼衣原体包涵体镜下形态。

（二）实验原理

姬姆萨染料为天青色素、伊红、亚甲蓝的混合物，是中性染料。本染色法最适于血液涂抹标本、血细胞、疟原虫、立克次体、衣原体以及骨髓细胞、脊髓细胞等的染色。

将此方法用于衣原体等的鉴定，染色后可见沙眼病人眼结膜上皮细胞浆内有散在型、帽型包涵体，呈蓝色。

（三）实验材料

1. 试剂　吉姆萨染色液的配制：

（1）将 0.5g 姬姆萨粉末溶于预热至 55～60℃甘油 33ml 中 1～1.5h。然后加入 33ml 无水甲醇，充分混匀。过滤备用。

（2）使用时 1 份保存液加 10 份 pH7.2 PBS 液稀释。

2. 器材　棉签、载玻片、消毒缸、染色架、甲醇、姬姆萨染液、水、吸水纸、显微镜。

（四）实验操作（操作步骤详见网站）

甲醇固定涂片 10min，后用姬姆萨液染色 30min 左右，再用蒸馏水冲洗玻片、待干燥后置油镜下观察，如图 2-12-1。

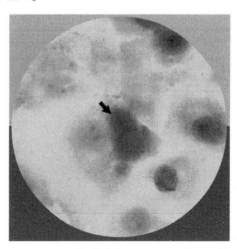

图 2-12-1　姬姆萨染色的沙眼衣原体包涵体

第三章　医学寄生虫学综合实验

实验一　生理盐水直接涂片法

（一）实验目的

掌握粪便生理盐水直接涂片法的基本操作过程，注意事项及应用范围。

（二）实验原理

粪便用生理盐水稀释，在等渗环境下保持原有形态和活力以利于观察。方法虽简单，由于取材较少，故检出率较低，偌连续涂片 3 张，可提高检出率。

（三）实验器材和试剂

载玻片、盖玻片、生理盐水、粪便、牙签、废物缸、显微镜。

（四）实验步骤

1. 滴一滴生理盐水于载玻片中，见图 3-1-1A。

2. 用牙签挑取部分粪便，涂抹于生理盐水上，厚度为通过玻片可辨认书上字体为宜，见图 3-1-1B。

3. 加盖玻片，见图 3-1-1C。

4. 镜检，见图 3-1-1D。

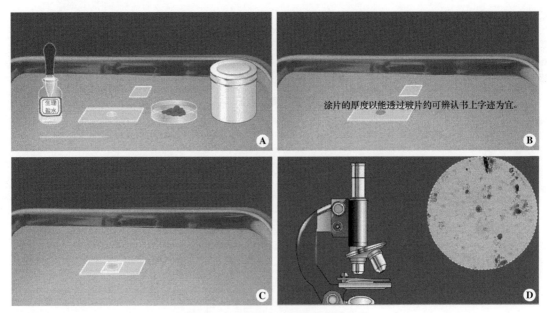

图 3-1-1　生理盐水直接涂片法检粪便

（五）注意事项

1. 低倍镜下观察，发现可疑虫卵可换高倍镜，注意虫卵与粪便中的异物相鉴别，粪便中常见的异物有肌肉纤维、动物细胞、植物细胞、淀粉颗粒和脂肪滴等。

2. 检查原虫滋养体时，涂片应较薄。

3. 包裹碘液染色检查时碘液代替生理盐水。

4. 用过的竹签，玻片，粪纸包等务必投入指定的容器内，以防污染。

实验二　饱和盐水漂浮法

（一）实验目的

掌握粪便饱和盐水漂浮法的基本操作过程，注意事项及应用范围。

（二）实验原理

利用比重较大的饱和盐水，使比重较小的虫卵，漂浮在溶液表面，而达到浓集目的。

（三）实验器材和试剂

载玻片、盖玻片、饱和盐水、粪便、竹签、废物缸、显微镜。

（四）实验步骤

1. 加少量生理盐水于漂浮瓶中，见图 3-2-1A。

2. 用竹签取黄豆粒大小的粪便加入漂浮瓶中调匀，见图 3-2-1B。

3. 继续加入饱和盐水至瓶 2/3 处，用竹签拂去液面杂质，见图 3-2-1C。

4. 继续加入饱和盐水使液面略高于瓶口但不溢出为止，见图 3-2-1D。

5. 瓶口处覆盖一载玻片，静置 15min，将载玻片提起并迅速翻转，见图 3-2-1E。

6. 加盖玻片，见图 3-2-1F。

7. 镜检，见图 3-2-1G。

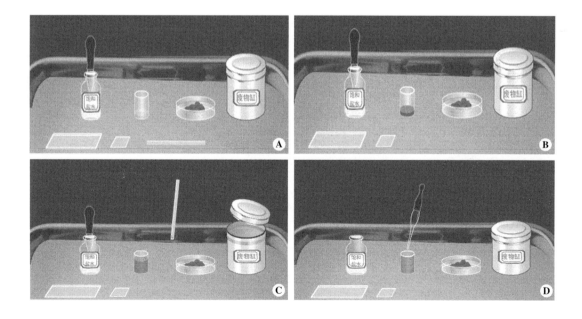

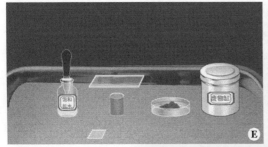
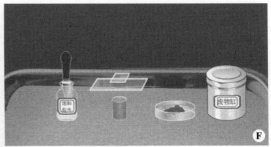

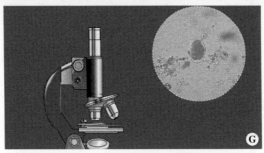

图 3-2-1   饱和盐水漂浮法检粪便

实验三   粪便沉淀孵化法

（一）实验目的

掌握粪便沉淀孵化法的基本操作过程，注意事项及应用范围。

（二）实验原理

利用虫卵和包囊的比重比水大，虫卵和包囊自然下沉，使大量粪便中的虫卵和包囊达到浓集的目的，并经过水洗后，视野较清晰，易于检出，从而提高了对病原体的检出率。

血吸虫卵内的毛蚴在适宜的条件，如温度、光照、渗透压，在清水中短时间内可孵出，并游动于水面之下，根据这一特性，可以用孵化法进行血吸虫病诊断。此法为普查血吸虫病时应用的常规方法。

（三）实验器材和试剂

锥形瓶、载玻片、盖玻片、粪便、玻棒、60目铜筛、清水、显微镜、废物缸、吸管、孵化箱、孵化瓶。

（四）实验步骤

1. 取粪便 20～30g 加清水制成混悬液，见图 3-3-1A。

2. 经筛过滤，见图 3-3-1B。

3. 加清水清洗残渣，见图 3-3-1C。

4. 静置 20～30min，倒去上层液，见图 3-3-1D。

5. 重新加满清水，见图 3-3-1E。

6. 静置 20～30min，倒去上层液，见图 3-3-1F。

7. 如此操作 3～4 次直至上层液清晰为止。

8. 粪便残渣倒入三角烧瓶内，见图 3-3-1G。

9. 去残渣做涂片，镜检，见图 3-3-1H、I。

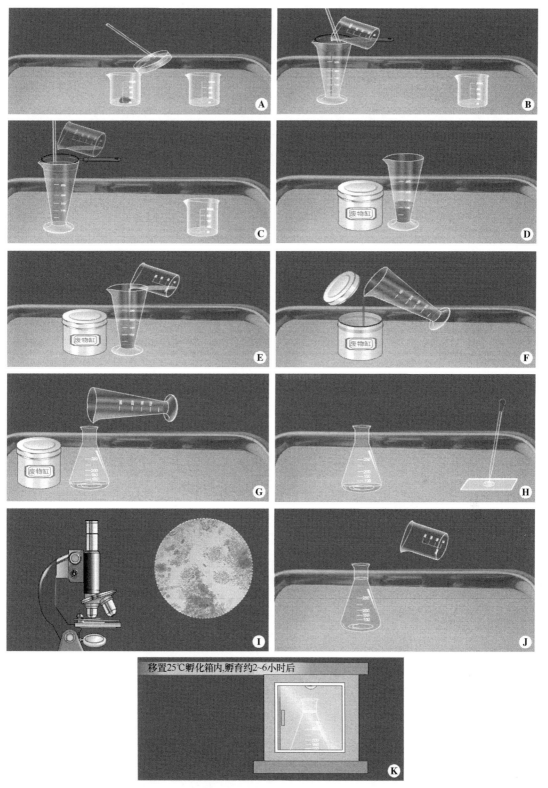

图 3-3-1　沉淀孵化法检粪便

10. 加清水至瓶口，见图 3-3-1J。

11. 移至 25℃孵化箱内，孵育约 2～6 小时后取出，以肉眼或放大镜观察，发现有白色悬状物左右移动，见图 3-3-1K。

实验四　厚涂片透明法

（一）实验目的

掌握粪便厚涂片透明法的基本操作过程，注意事项及应用范围。

（二）实验原理

利用粪便定量或定性厚涂片，以增加视野中虫卵数，可作蠕虫卵定量检查。经甘油和孔雀绿处理，使粪膜透明，从而使粪渣与虫卵产生鲜明对比，便于光线透过和镜检。

（三）实验器材和试剂

粪便、载玻片、刮棒、定量板、L 形玻璃棒、100 目筛网、镊子、孔雀绿甘油玻璃纸、显微镜、保温箱。

（四）实验步骤

1. 加粪便于载玻片，覆筛网于粪便上，刮取筛孔中溢出的粪便，见图 3-4-1A。

2. 定量板置于载玻片上，见图 3-4-1B。

3. 样品置于定量板孔内，见图 3-4-1C。

4. 掀去定量板，见图 3-4-1D。

5. 孔雀绿甘油玻璃纸覆盖于样品上，见图 3-4-1E。

6. 玻璃棒挤压使粪便平铺成 20mm*25mm 大小模块，见图 3-4-1F。

7. 培养箱中放置，见图 3-4-1G。

8. 镜检计数并计算，见图 3-4-1H。

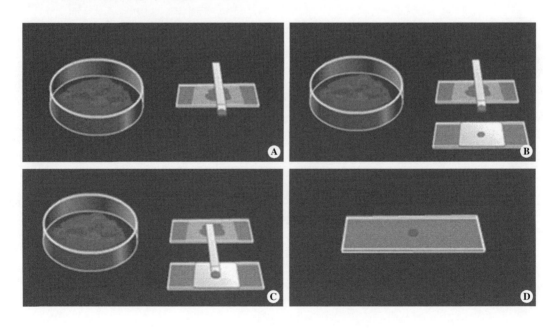

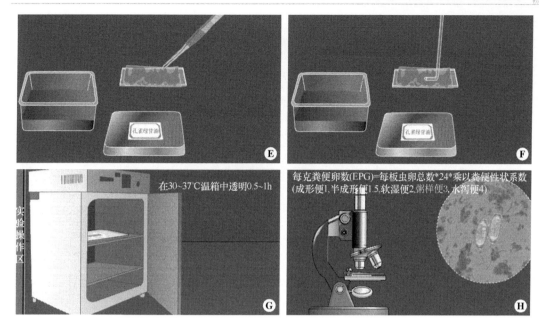

图 3-4-1 厚涂片透明法检粪便

实验五 棉签拭子法

（一）实验目的

掌握粪便透明胶纸法和棉签拭子法的基本操作过程，注意事项及应用范围。

（二）实验原理

蛲虫雌成虫在患者肛周及会阴部皮肤上产卵；带绦虫孕节从肛门排出或主动爬出时，节片被挤破使虫卵黏附于患者肛周皮肤上，故可利用棉签（胶纸）粘取虫卵进行检查。

（三）实验器材

载玻片、盖玻片、生理盐水、玻璃离心管、吸管、棉签、废物缸、显微镜、离心机。

（四）实验操作

1. 将棉签置于盛有生理盐水的试管中，见图 3-5-1A。

2. 取出棉签，涂擦肛门周围皮肤，见图 3-5-1B。

3. 挤干棉签中的水分并放回试管中充分震荡，见图 3-5-1C。

4. 离心沉淀，取沉淀物涂片，见图 3-5-1D。

5. 镜检，见图 3-5-1E。

（五）注意事项

1. 根据蛲虫在人体肛门周围产卵的特点，检查时间在清晨排便之前较好。

2. 若首次检查阴性，可连续检查 2 至 3 天。

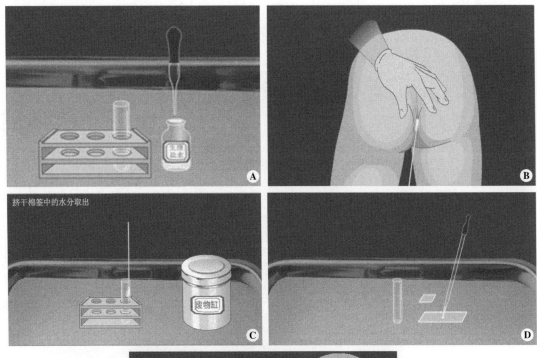

图 3-5-1   棉签拭子法检粪便

实验六   厚薄血膜涂片

（一）实验目的

掌握血膜的制作，固定和染色方法及应用范围。

（二）实验器材

载玻片、75%乙醇棉球、采血笔、毛细管、废物缸和玻璃管、蒸馏水、姬姆萨染液、甲醇、显微镜。

（三）实验操作

1. 消毒采血部位皮肤，将针迅速插入皮肤，见图 3-6-1A。

2. 取血液制作涂片，见图 3-6-1B。

3. 取血一大滴于一张载玻片上用于厚血膜制作，一小滴置于另一张载玻片上用于薄血膜制作，见图 3-6-1C。

4. 推片，见图 3-6-1D。

5. 血膜自然干燥后，滴一滴甲醇于血膜上，见图 3-6-1E。

6. 干燥后，加姬姆萨染液盖在血膜上，等待 20min，见图 3-6-1F。

7. 用蒸馏水轻轻冲洗染液，竖直待干后镜检，见图 3-6-1G。

8. 油镜观察，见图 3-6-1H。

9. 厚血膜染色前先进行溶血，用滴管滴水于厚血膜上，血膜呈灰白色时将水倒去晾干，染色方法同薄血膜，见图 3-6-1I、J。

10. 油镜观察，见图 3-6-1K。

（四）注意事项

1. 厚、薄血膜法主要用于检查外周血疟原虫。检查外周血液中淋巴丝虫微丝蚴时用厚血膜法。

2. 对典型发作的间日疟及三日疟患者，应选择发作后数小时至 10 余小时采血为好。恶性疟检查宜在发作时采血。

3. 淋巴丝虫微丝蚴因呈夜现周期，采血时间应在夜间 21 点至次日晨 2 点为宜。

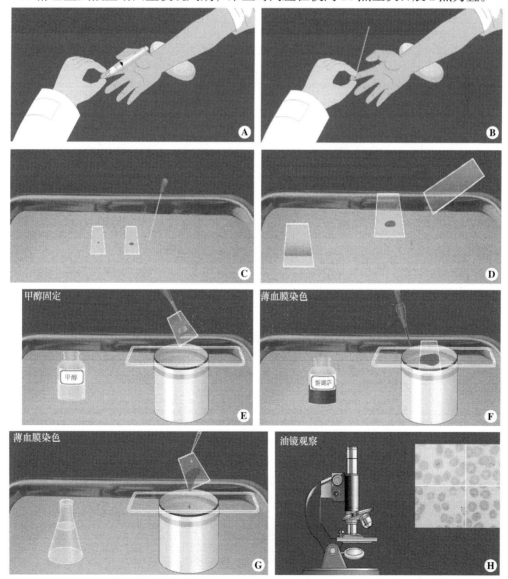

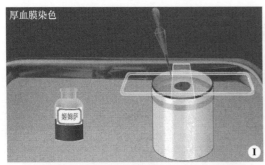
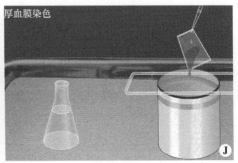

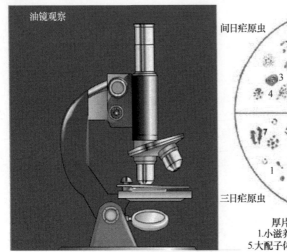
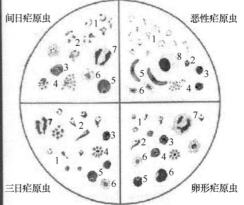

图 3-6-1　厚薄血膜涂片制作过程图解

实验七　骨 髓 穿 刺

（一）实验目的

掌握骨髓穿刺的部位，取材方法及应用。

（二）实验器材

载玻片、骨髓穿刺针、注射器、镊子、骨髓穿刺包、显微镜。

（三）禁忌证

血友病患者禁做，有出血倾向者操作时需特别注意。

（四）实验操作

1. 确定穿刺位置（要求：环境清洁、消毒、无尘，室温不低于 20℃，注意遮挡），见图 3-7-1A。

2. 消毒穿刺皮肤，见图 3-7-1B。

3. 铺设无菌孔巾，见图 3-7-1C。

4. 局部麻醉，见图 3-7-1D。

5. 穿刺，见图 3-7-1E。

6. 抽取，见图 3-7-1F。

7. 使用注射器和载玻片分别做 5 张涂片，见图 3-7-1G。

8. 染色后镜检，见图 3-7-1H。

9. 拔针，见图 3-7-1I。

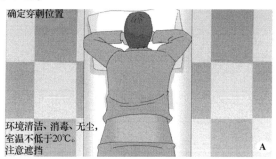

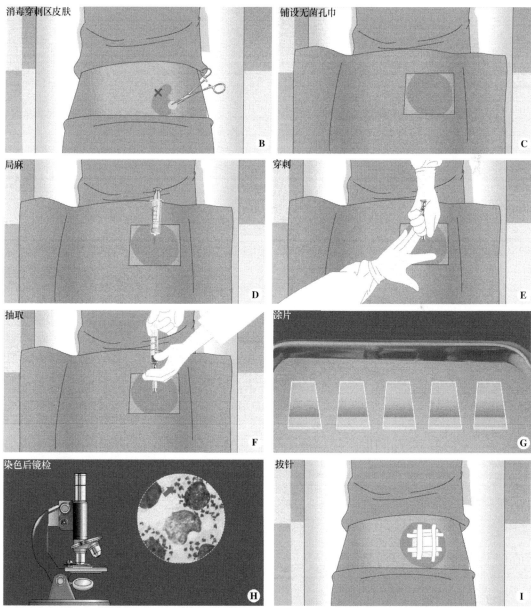

图 3-7-1　骨髓穿刺步骤

实验八　皮　内　试　验

（一）实验目的

掌握皮内试验的操作过程及应用。

（二）实验原理

利用宿主的速发型变态反应，将特异抗原液注入皮内，通过观测皮丘及红晕反应以判断有无特异抗体（IgE）的存在称皮内试验。皮内试验对线虫、吸虫、绦虫感染的反应属于速发型超敏反应，注射后即可出现阳性反应。

（三）实验器材

镊子、消毒棉球、生理盐水对照液、虫体抗原、注射器。

（四）实验操作

1. 虫体抗原瓶盖消毒并接入注射器，见图 3-8-1A。

2. 消毒棉球手部消毒，见图 3-8-1B。

3. 注射虫体抗原，见图 3-8-1C。

4. 对照液瓶盖消毒并接入注射器，见图 3-8-1D。

5. 消毒并注入生理盐水，见图 3-8-1E。

6. 两处结果对比判断，见图 3-8-1F。

7. 15 分钟后观察，结果判断：皮丘最长径≥0.8cm 者为阳性。

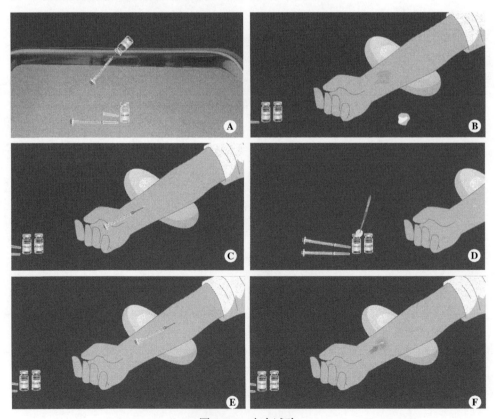

图 3-8-1　皮内试验

（五）注意事项

本试验不适合人群：急性感染，发热，传染病急性期，皮肤局部损害等疾病患者。

（六）临床意义

1. 皮内试验对线虫、吸虫、绦虫感染的反应属于速发型超敏反应，注射后即可出现阳性反应。本试验阳性提示有相应蠕虫感染。

2. 已经治愈的病人可以有持续性阳性反应 1 至 6 年。

3. 肺吸虫病和华支睾吸虫病可有交叉反应。

4. 不能用作疗效考核的根据，对临床诊断仅具有初步筛选的价值。

实验九　环卵沉淀试验

（一）实验目的

掌握环卵沉淀实验的操作过程及应用。

（二）实验原理

当血吸虫成熟虫卵内毛蚴的分泌，排泄物质与血吸虫病人血清中相应抗体结合后，在虫卵周围形成特异性沉淀物，即为阳性反应。在非血吸虫病人血清中因无相应抗体的存在，故在虫卵周围不出现特异的沉淀物，即为阴性反应。

（三）实验器材

盖玻片、石蜡、受检者血清、注射器、血吸虫卵、毛笔、接种针、37℃培养箱、镊子、显微镜、凹玻片、铁架台、酒精棉球、酒精灯。

（四）实验操作

1. 加样本血清 50～80μl 于凹玻片，见图 3-9-1A。

2. 用针尖挑取血吸虫卵 100～150 个与血清混合，见图 3-9-1B。

3. 覆盖 24×24ml 盖片，见图 3-9-1C。

4. 四周用石蜡密封，见图 3-9-1D。

5. 37℃孵育 48～72h，见图 3-9-1E。

6. 低倍镜观察结果，见图 3-9-1F。

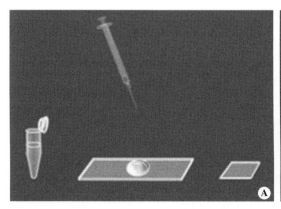
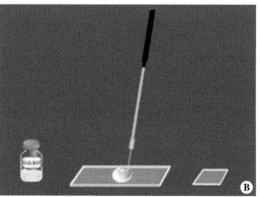

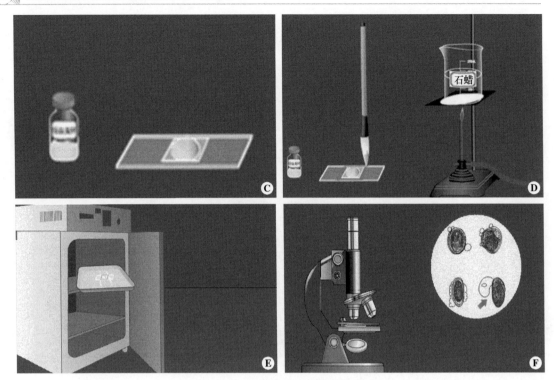

图 3-9-1　环卵沉淀实验操作过程

实验十　旋毛虫动物模型

（一）实验目的

掌握建立旋毛虫动物模型的基本操作过程及解剖观察。

（二）实验器材

大剪刀、镊子、小剪刀、含旋毛虫肉类、小白鼠、小鼠固定板、废物缸、图钉、载玻片、玻璃皿、生理盐水、显微镜。

（三）实验操作

1. 取正常小鼠一只固定于手上，将旋毛虫肉剪成米粒大小，夹取三小块喂小鼠，见图 3-10-1A。

2. 饲养小鼠，见图 3-10-1B。

3. 将感染小鼠取出，断颈处死，见图 3-10-1C。

4. 小鼠固定于解剖板上，见图 3-10-1D。

5. 剪开腹部皮肤，暴露腹肌，见图 3-10-1E。

6. 取腹肌一块置于培养皿中，见图 3-10-1F。

7. 加入少量生理盐水将肌肉剪成 2～3mm 大小，见图 3-10-1G。

8. 夹取一小块肌肉显微镜镜检，见图 3-10-1H。

（四）注意事项

1. 为保证小鼠顺利进食，喂食前 12 小时断水断粮。

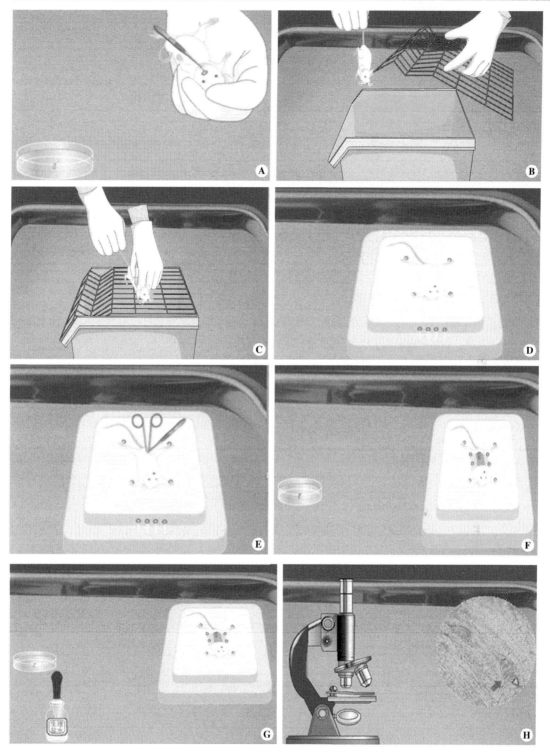

图 3-10-1　旋毛虫动物模型的建立及解剖观察

2. 喂食量不宜太多。

3. 所有污染囊包的实验器材，必须丢弃于规定的废物缸内，实验结束后经高压灭菌后才能丢弃。

实验十一　日本血吸虫的动物模型

（一）实验目的

掌握建立日本血吸虫动物模型的基本操作过程及解剖观察。

（二）实验器材

剪刀、清水、毛笔、尾蚴、小白鼠、废物缸、镊子、盖玻片、载玻片、接种片、解剖镜、小鼠固定板、酒精灯、鼠笼。

（三）实验操作

1. 固定小鼠，剪去腹毛，湿润皮肤，见图 3-11-1A。

2. 取尾蚴，解剖镜下计数，见图 3-11-1B、C。

3. 尾蚴接种于小鼠腹部，20min 之后取走盖玻片，见图 3-11-1D。

4. 取下小鼠至笼中饲养，见图 3-11-1E。

5. 感染后 5～7 周，取出小鼠断颈处死，见图 3-11-1F。

6. 仰卧位固定于解剖板上，剪开腹肌肤暴露内脏，见图 3-11-1G。

7. 肝门静脉挑取成虫观察雌雄合抱现象，见图 3-11-1H。

8. 剪取小块肝脏组织，见图 3-11-1I。

9. 压片镜检。

（四）注意事项

1. 操作过程注意安全，戴手套操作，避免皮肤伤后接触尾蚴，造成感染。

2. 所有污染尾蚴的实验器材，必须丢弃于规定的废物缸内，实验结束后经高压灭菌后才能丢弃。

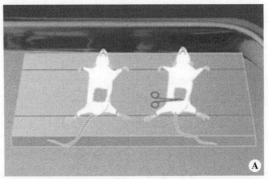

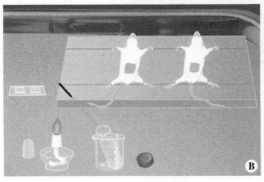

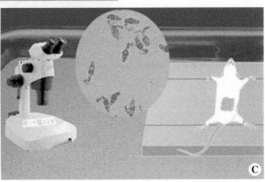

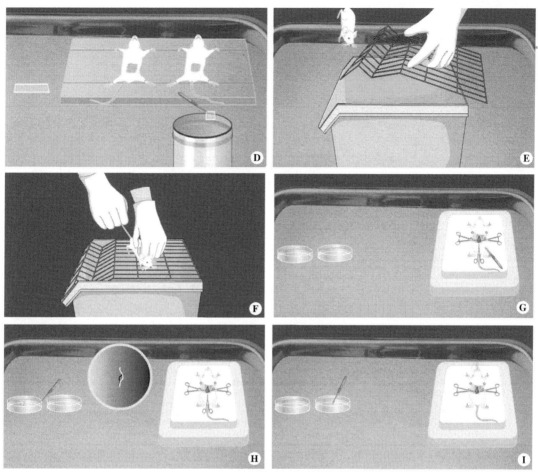

图 3-11-1　日本血吸虫动物模型的建立及解剖观察

实验十二　鼠疟原虫动物模型

（一）实验目的

掌握建立鼠疟原虫动物模型的基本操作过程及解剖观察。

（二）实验器材

注射器、消毒棉球、吸管、小鼠固定板、离心管、无菌生理盐水、显微镜、镊子、小白鼠、小鼠固定器、小剪刀、废弃缸、瑞氏染液、载玻片、蒸馏水。

（三）实验操作

1. 小鼠接种，抗凝剂倒入离心管中，摇匀，见图 3-12-1A。

2. 取感染疟原虫小鼠眼眶采血，置于离心管中摇匀，见图 3-12-1B。

3. 取 0.1 至 0.2ml 经腹腔接种小鼠，后放入笼中饲养，见图 3-12-1C。

4. 将感染 5～6 天后的小鼠置于小鼠固定器中，见图 3-12-1D。

5. 剪去小鼠尾部，汲取血液到载玻片上，制成薄血膜，干燥后置于瑞氏染液中，染色 3～5min 后用蒸馏水冲洗，至血膜成紫灰色为止，见图 3-12-1E、F。

6. 晾干后镜检，见图 3-12-1G。

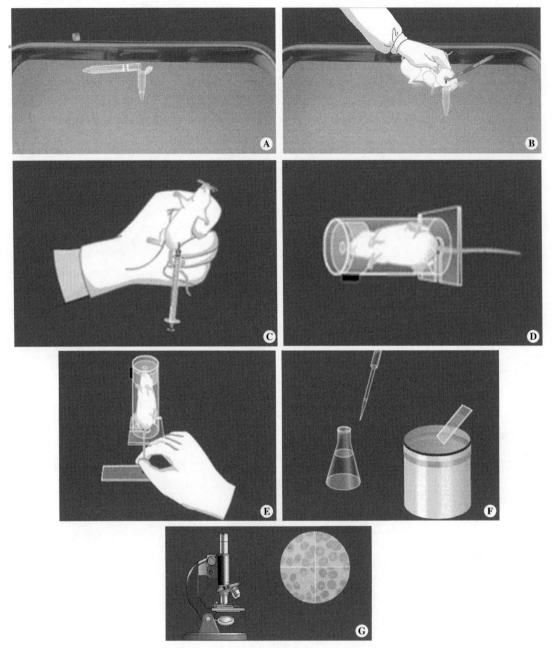

图 3-12-1　鼠疟原虫动物模型的建立及解剖观察

（四）注意事项

1. 常用的鼠疟原虫种类为伯氏疟原虫或约氏疟原虫。

2. 鼠疟原虫血涂片的制作与染色方法同血液涂片。

3. 镜检时需注意鼠疟原虫红内期的多态性，在一个红细胞内存在 2～3 个疟原虫同时寄生的现象较为常见，所寄生的多为着色深、体较大的幼稚红细胞。

实验十三 弓形虫动物模型

（一）实验目的

掌握建立刚地弓形虫动物模型的基本操作过程及解剖观察。

（二）实验器材

镊子、小白鼠、小剪刀、废物缸、注射器、消毒棉球、吸管、小鼠固定板、离心管、无菌生理盐水。

（三）实验操作

1. 小鼠接种——抽取无菌生理盐水，见图 3-13-1A。

2. 将感染弓形虫的小鼠取出颈部脱白处死，见图 3-13-1B。

3. 将小鼠固定于板上，腹肌剪开一小孔，见图 3-13-1C。

4. 注入生理盐水与腹腔液混溶，见图 3-13-1D。

5. 吸取腹腔液，离心，去除部分上清液，见图 3-13-1E。

6. 取沉淀液 0.3～0.4ml，经腹腔注射接种小鼠，后放入笼中饲养，见图 3-13-1F。

7. 感染约 7 天后，抽取小鼠腹腔液，见图 3-13-1G。

8. 干燥，瑞氏染色，蒸馏水冲洗，见图 3-13-1H。

9. 镜检，见图 3-13-1I。

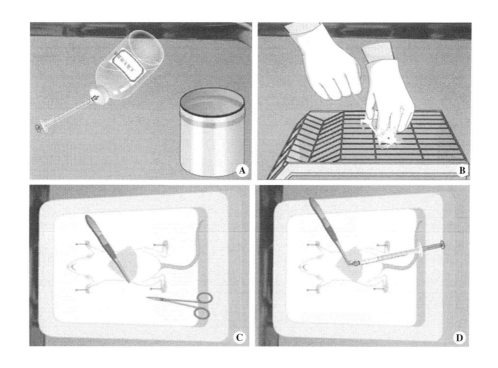

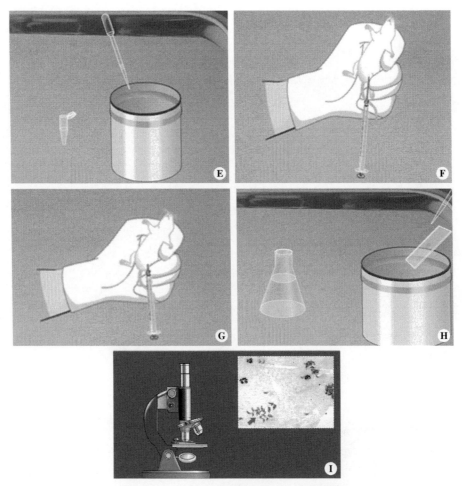

图 3-13-1　弓形虫动物模型的建立及解剖观察

第四章 病毒学综合实验

实验一 流感病毒综合实验

（一）实验目的

了解流感病毒鸡胚培养的意义及用途，掌握病毒鸡胚培养的基本方法，掌握不同途径接种病毒的操作技术。

（二）实验原理

鸡胚培养是培养某些病毒常用方法，此方法可用于某些病毒的分离、增殖、毒力滴定、中和试验及生产疫苗等。

（三）实验器材

生物安全柜、磨蛋器、孵蛋箱、废液缸、棉签、镊子、电磁炉、1ml 针管、H3N2 流感病毒、开卵钻、笔、75%酒精溶液、石蜡。

（四）实验步骤

（注：实验全程需在生物安全柜中进行）

1. 实验前准备 见图 4-1-1。

（1）石蜡加热，见图 4-1-1A。

（2）鸡胚的选择 病毒的鸡胚培养，多采用来亨鸡受精卵，其优点是卵壳色白而薄，易于照看。孵育的温度通常在 38～39℃，相对湿度 40%～60%，孵卵箱内的气流保持流通。孵育鸡卵每日必须翻动 1～2 次，孵育后即可在照蛋箱上检查，如无胚影，表明是未受精卵。4～5 天后应逐日检查存活情况，见图 4-1-1B。

（3）卵检 挑选出受精鸡胚——最初可见几条清晰的呈线状的小血管，以后血管逐渐增多呈蜘蛛网状，在气室周围应具有粗大清晰的血管，转动鸡胚时有明显胚动（鸡胚眼睛清晰可见），见图 4-1-1C、D。

未受精卵：整个鸡蛋是透亮的，只有一个卵黄的阴影，既无血管也无鸡胚的游动现象。只见模糊的卵黄阴影，不见鸡胚的行迹，是未受精卵应剔出，见图 4-1-1E。

死胚（发育中止卵）：血管昏暗模糊，转动鸡蛋，鸡胚跟着转动或根本不动，胚体不动，是死胚应淘汰，见图 4-1-1F。

（4）定胚位，见图 4-1-1G、H。

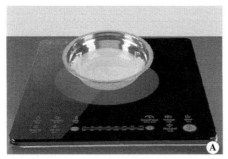
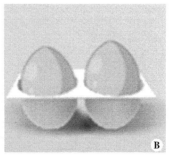

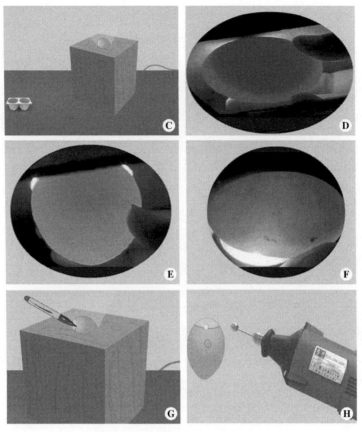

图 4-1-1　流感病毒实验准备过程

2. 接种

（1）器材准备，见图 4-1-2A。

（2）酒精棉签消毒，见图 4-1-2B。

（3）注射器接种 H3N3 流感病毒，见图 4-1-2C。

（4）石蜡涂抹封口，见图 4-1-2D。

3. 培养及观察　见图 4-1-2E。

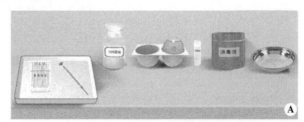

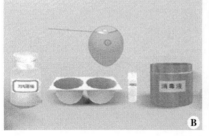

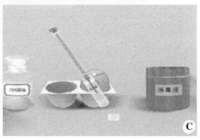

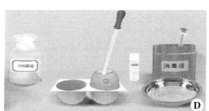
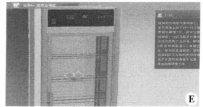

图 4-1-2 鸡胚接种步骤

4. 收获尿囊液及羊水

（1）器材准备，见图 4-1-3A。

（2）酒精镊子清除石蜡，见图 4-1-3B。

（3）酒精棉签消毒，见图 4-1-1C。

（4）酒精镊子破除鸡蛋口，见图 4-1-3D。

（5）收集培养液装入无菌病毒液试管，见图 4-1-3E、F。

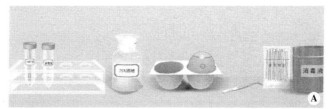

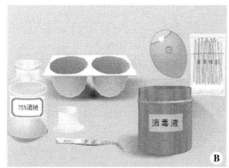
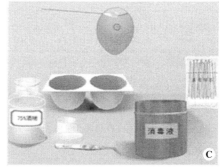

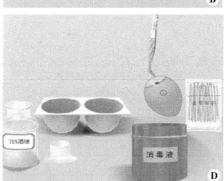
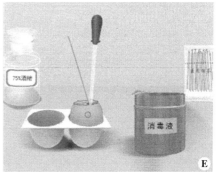

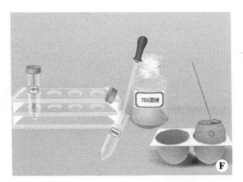

图 4-1-3　尿囊液及羊水的收集

实验二　流感病毒血凝实验

（一）实验目的

了解流感病毒血细胞凝集实验的原理及意义，掌握血凝实验的基本方法，明确血凝实验结果判定标准和方法。

（二）实验原理

流感病毒的表面具有能和红细胞表面抗原发生凝集的血凝素蛋白（HA），因此能够凝集特定动物的红细胞。血凝实验正是利用这个原理来测定病毒的滴度，有试管法和微量法两种，现以常用的微量法说明。

（三）实验器材

生物安全柜、多道移液器、单道移液器、无菌枪头、96 孔板、镊子、加样槽、消毒缸、病毒液、PBS 缓冲液、0.6% 鸡红细胞。

（四）实验操作

（注：实验全程需在生物安全柜中进行）

病毒对倍稀释

（1）PBS 加入加样槽，见图 4-2-1A。

（2）鸡红细胞加入加样槽，见图 4-2-1B。

（3）用多道移液器在 96 孔血凝板的第 2 排～第 12 排均加入 50μl 的 PBS，见图 4-2-1C、D。

（4）加 PBS 液：吸取 PBS 液 100μl，注入 96 孔血凝板的第 1 排孔中作为阴性对照，见图 4-2-1E、F。

（5）加病毒液：吸取病毒液 100μl，注入 96 孔血凝板的第 1 排孔中。用多道移液器从第 1 排中吸取 50μl 的病毒液及 PBS 加入第 2 排中，混匀 6～8 次后再从第 2 排吸取 50μl 稀释液加入第 3 排，如此反复操作进行对倍稀释至第 12 排，最后第 12 排吸取 50μl 弃掉，见图 4-2-1G、H。

（6）加入鸡红细胞：从第 12 排开始加，此时吸头悬空，不接触病毒液稀释液，准确将鸡红细胞悬液打入孔中，一直加到第 1 排，见图 4-2-1I、J。

（7）将 96 孔血凝板在室温下静置约 40min 后观察结果。

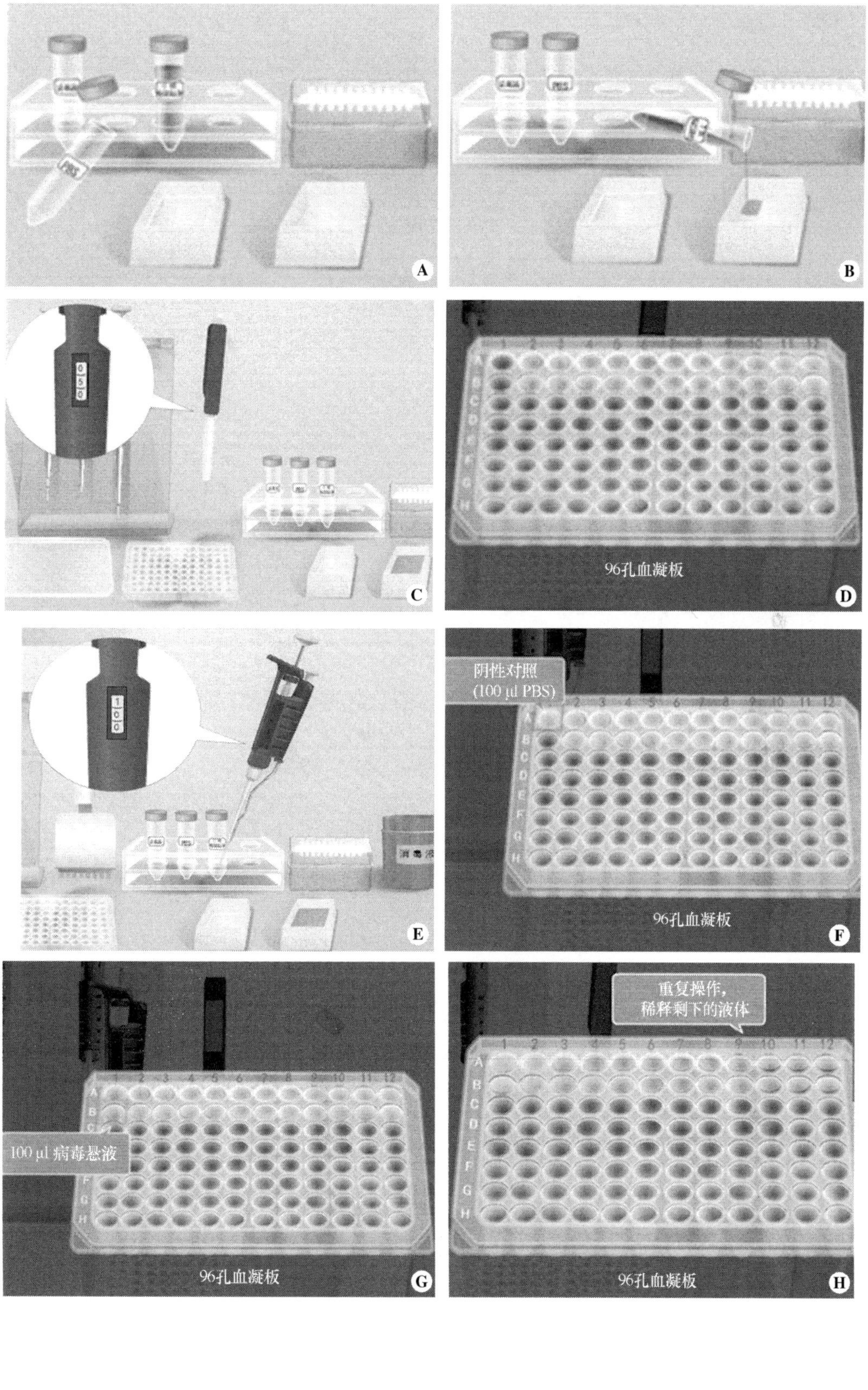

96孔血凝板

阴性对照
(100 μl PBS)

96孔血凝板

100 μl 病毒悬液

96孔血凝板

重复操作，
稀释剩下的液体

96孔血凝板

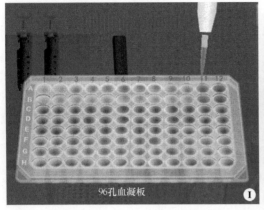
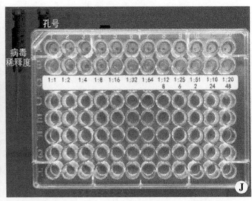

图 4-2-1　流感病毒血凝实验

实验三　病毒鸡胚培养

（一）实验目的

了解动物鸡胚病毒培养的意义及用途，掌握病毒鸡胚培养的基本方法，掌握不同突进接种病毒的操作技术。

（二）实验原理

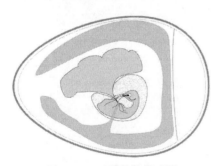

图 4-3-1　鸡胚结构模式图

鸡胚培养是培养某些病毒的常用方法，此方法可用于某些病毒的分离、增殖、毒力滴定、中和实验及生产疫苗等。病毒接种鸡胚的途径有很多种，主要有卵黄囊接种、绒毛尿囊腔接种、绒毛尿囊膜接种、羊膜腔接种途径等，应根据需要选择适当的途径。鸡胚的结构模式图见图 4-3-1。

（三）实验器材

孵卵箱、冰箱、检卵箱、镊子、手术剪、开卵钻、无菌平皿、卵架、照蛋灯、巴氏吸管、1ml 无菌注射器、橡皮乳头、无菌试管、试管架、无菌石蜡、碘酒、笔、医用胶布。

（四）虚拟实验操作步骤

1. 选鸡胚，标位置，见图 4-3-2A、B。

2. 碘酒消毒，见图 4-3-2C。

3. 钻孔，见图 4-3-2D。

4. 接种（卵黄囊接种、绒毛尿囊腔接种、绒毛尿囊膜接种、羊膜腔接种略有不同，详见各个虚拟实验操作步骤），见图 4-3-2E、F。

5. 封装，见图 4-3-2G。

（五）卵黄囊接种、绒毛尿囊腔接种、绒毛尿囊膜接种、羊膜腔接种接种方法

1. 卵黄囊接种

（1）材料：鸡胚、注射器、碘酒、酒精、锥子等。

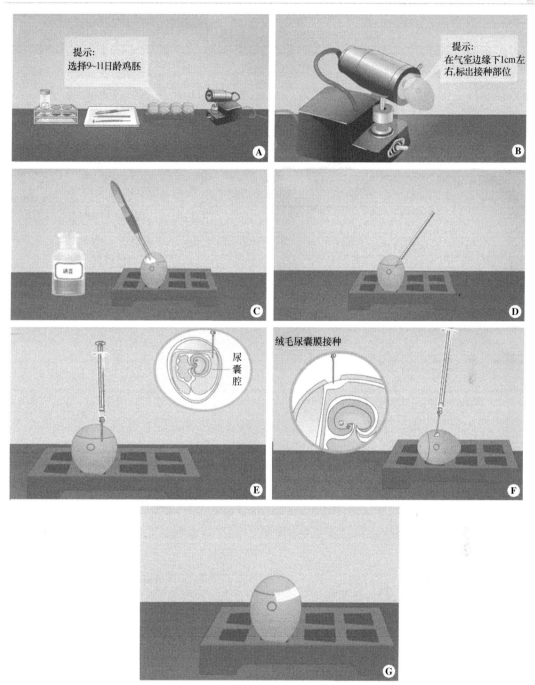

图 4-3-2　病毒鸡胚培养实验

（2）方法：选用 6～8 天鸡胚，画出气室和胎位，将卵直立，气室向上放于卵座上。用碘酒消毒气室后，用锥子针在卵壳上穿一小孔，注射时用无菌注射器吸取病毒悬液，从气室端沿胚胎位置反方向刺入，一般针头要刺入 3cm 即可。接种量为 0.1～0.5ml，接种后用熔化石蜡封住小孔（如图 4-3-3）。

2. 尿囊腔接种

（1）材料：9～11 天鸡胚，流感病毒，注射器等。

（2）方法：画出气室界限与胎位，横放于卵座上，在气室边缘下 1cm 左右，绒毛囊发育区，避开血管处，作一标记点，用碘酒消毒后以锥子在标记点钻破卵壳而不损伤壳膜，另外在气室顶端经消毒后也钻一小孔以防注射时注射液倒流。注射时针头与卵壳成 30° 角，由锥孔插入 0.5～1cm 深即可（如图 4-3-4），接种量为 0.1～0.2ml，注射后用石蜡封住两孔。

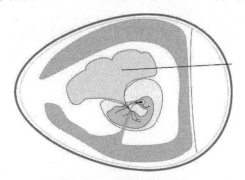 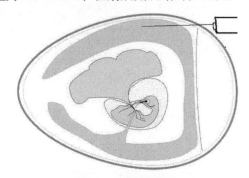

图 4-3-3   卵黄囊接种部位   图 4-3-4   尿囊腔接种部位

3. 绒毛尿囊膜接种（浆尿膜接种法）

（1）材料：牛痘苗病毒稀释液（抗菌素处理过的），10～12 日鸡胚，无菌注射器，磨卵器或小锉刀、锥子，橡皮乳头及眼科小镊子等。

（2）方法：

1）将卵横放于卵座上，在胚胎附近略近气室端血管较少部位作一记号，以磨卵器磨一个三角形窗口（每边约 1cm），同时在气室顶端也钻一小孔。

2）用小镊子揭去蛋壳露出壳膜，滴一滴无菌生理盐水于壳膜并用针头轻轻挑破壳膜（切勿损伤下边的绒毛尿囊膜），使生理盐水流入促使绒毛尿囊膜和壳膜分开。

3）用橡皮乳头开口部贴在气室端小孔上向外吸气，造成气室内负压使绒毛尿囊膜下陷而形成人工气室，撕去窗口的壳膜，用 1ml 注射器滴 2～3 滴（约 0.1～0.3ml）病毒材料于绒毛尿囊膜上（如图 4-3-5），窗口用灭菌胶布封口，气室处用溶化的石蜡封口。

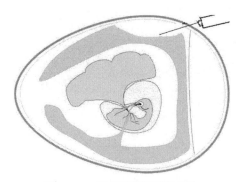 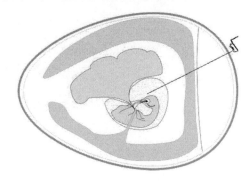

图 4-3-5   绒毛尿囊膜接种部位   图 4-3-6   羊膜腔接种

4. 羊膜腔接种

（1）材料：鸡胚、注射器、镊子等。

（2）方法：选 10～12 天鸡胚，画出气室位置，在气室中央用磨卵器磨一方形小窗（每边约 1cm），将卵直立于卵座上，经碘酒消毒后，用小镊子揭去开窗部位的卵壳和壳膜，滴加灭菌的液体石蜡于下层壳膜上，使膜透明。注射时，在检卵灯的照视下，将针头自窗口对准鸡胚直刺，通过绒毛尿囊膜、尿囊、羊膜而进入羊膜腔内，针头到达鸡胚的腭下胸前，以针头拨动下颚及腿，当针头进入羊膜腔内时，可看到鸡胚随针头的拨动而动，由此可确定针头已刺入羊膜。羊膜腔的接种量约 0.1～0.2ml。最后可用透明胶纸或胶布封口。

（六）鸡胚接种完毕后进入如下步骤

1. 培养及观察　接种后的鸡胚放于 35～36℃培养箱中孵育，接种后 1～2 日鸡胚死亡者为非特异性死亡应弃去。依病毒种类和接种途径的不同，所培养的时间也各异，一般接种 3～7 日后收获。

2. 收获　将病毒感染卵气室向上放卵座上，用碘酒、酒精消毒后以无菌镊子除去气室端卵壳，注意撕去内壳膜时勿伤及绒毛尿囊膜。依病毒种类和接种途径不同，需要收获的材料也不同。

（1）绒毛尿囊膜：以无菌小镊子轻轻夹起绒毛尿囊膜，用剪子将整个绒毛尿囊膜剪下，放在加有灭菌生理盐水的平皿中，使膜张开观察白斑，或取出供切片检查、制备抗原、继续传代培养用。

（2）尿囊液及羊水：在收获尿囊液、羊水前，将接种卵气室向上直立于 4℃冰箱内过夜使血液凝固，以免收获时流血。收获时用碘酒消毒气室端，沿气室周围除去卵壳，用无菌小镊子撕破内壳膜及尿囊膜，然后以无菌毛细吸管穿入尿囊腔吸取尿囊液（约可得 5～6ml）。收获羊水时，应先将尿囊液吸去，再用毛细吸管穿破羊膜吸取羊水（约可得 0.5～1ml）。收获的尿囊液或羊水以备做血球凝集试验或继续传代、鉴定等试验。

（3）卵黄囊膜：用无菌镊子撕破卵黄囊膜，使卵黄排出后，再靠脐部处剪断收取卵黄囊膜，以备作切片、涂片镜检或制备抗原、继续传代。

（七）注意事项

实验操作须在无菌环境下进行。

（八）鸡胚接种与收获

见表 4-3-1。

表 4-3-1　四种鸡胚接种方法对比

接种部位	绒毛尿囊膜	尿囊腔	羊膜腔	卵黄囊膜
胚龄（天）	10～12	9～11	10～12	6～8
接种方法	在尿囊膜发育中心处做人工气室，开窗滴入	在气室边缘下的 1cm 处避开血管，钻孔注入	在气室处开窗使内壳膜透明露出羊膜腔，直视下注入	在气室顶端钻孔，斜向胚胎反向对侧注入
接种量（ml）	0.1～0.2	0.1～0.2	0.1～0.2	0.1～0.5
收获物的量（ml）		尿囊液 5～6	羊水 0.5～1	

（九）几种常见病毒的鸡胚培养接种途径

见表 4-3-2。

表 4-3-2　常见病毒的鸡胚培养接种途径

病毒	接种途径			
	绒毛尿囊膜	尿囊腔	羊膜腔	卵黄囊
流行性感冒病毒	+	++++	++++	+
流行性腮腺炎病毒		+	++++	++
流行性乙型脑炎病毒	++			+++
森林脑炎病毒				+++
黄热病病毒	++			+++
狂犬病病毒	++			
天花病毒	+++	+		
牛痘苗病毒	+++	+	+	
单纯疱疹病毒	+++		+	+
水痘带状疱疹病毒	+			

注：表中符号+代表鸡胚组织对病毒敏感性的强弱。

附录一　学生平台使用指南

学生平台的使用步骤：

1. 用学生账号和密码登录。

2. 进入后台，点击"我的课程"，学生部分和教师、管理员都一样。

（"我的课程"就是学生目前在学习的课程，每次学习的进度都有一个比较清晰的展示。）

3. 进入学习，可以看到学习目的、原理、视频、拓展资料、参加评论、虚拟实验操作、实验报告、课程延伸讨论等模块，点开即可看到相应的内容，点击"进入虚拟实验操作"即可开始实验的具体操作。

4. 点击"进度和成绩"，可查看学生本人学习内容的进度和成绩等。

5. 可扫描下面二维码进入视频学习：

附录二　教师平台使用指南

教师平台的使用步骤：

视频一

1. 在平台首页使用教师账户和密码登录，进入管理后台，可以看到"我的课程"、"学习小结"等各种功能模块。

2. 新建课程可进入"课程申请模块"，填写相关内容，然后等待管理员进行审核；审核通过之后教师即可拥有该课程的管理权限。对于已经存在的课程，需要管理员设置相应的教师。这样教师才能拥有管理权限。

3. 课程的编辑是平台的核心，可以设置很多主题，快速编辑相关内容。

4. 编辑界面，类似于自定义栏目，可以把需要的功能添加到自己认为合适的地方，可以关闭编辑按钮。也可以进入相关内容的编辑：

（1）添加实验目的，增加整体主题栏目，栏目名称、内容、排序都可以按照需求进行修改调整。

（2）在理论学习下面增加相关理论知识、实验目的，可以设置最少学习时间，大于多少时间才可以有成绩等。

（3）可以添加教师自己的 word，PPT 或者视频资源，下载时需要用到下载工具，这个工具对于教师和管理员非常重要，对于学生可以不下载。

5. 可扫描下面二维码进入视频学习：

视频二

1. 增加实验视频，最少学习时间就是指打开多少时间之后才能计入成绩。

2. 系统中有很多虚拟仿真应用的课件，教师可以自由引用，可以决定放在什么位置，放在课程的什么地方，系统提供了很多素材，教师可以对这些素材进行拼接，决定它在课程的什么时间、什么地方出现。

3. 增加实验报告。实验报告其实是一种作业类型，教师可以布置各种各样的作业插进来，可以贴进来自己做的表格，做一些编辑，相当于表格里面插入了各种题型，实现在线批卷的功能，可代替纸质实验报告。

4. 其他相关的设置：比如是否允许重复提交，设置允许则学生可再次提交，直至教师批阅；不允许则只能提交一次。各板块的分数都很清晰明了。

5. 设置练习题、课后考试、测验等：先找到试卷库，在库里面增加题库内容，练习题都是调用试卷库里面的内容，编辑器可以单选、多选、填空、问答，还可以选择相关试卷、布置一道练习题等都是允许的，本项功能比较多，教师们可以摸索使用。

6. 可做一些实验课程的延伸，比如思考题、资源、讨论案例之类的，可以在课程延伸里面添加，包括话题讨论，讨论记录都可以用这个课件。

7. 可以设置一些实验相关的专题供大家讨论，实验课程整体的建设过程就完成了，后期也可以做调整。

8. 可扫描下面二维码进入视频学习：

视频三

下面介绍一些课编辑以外的其他核心内容：

1. "学习进度"是整个课程的个人学习进度。

2. "学习活动"是整个学习小组、答疑中心、专题讨论、考试测验、教学资源的回顾。

3. "管理功能"是课程的设置、相关的教学计划的设置、知识点的设置等。

4. "师生名册"：当教师开通一门课程，可以设置哪些人可以学习这门课程，很多学生迭修该门课程的时候需要用到检索码。

5. "学习统计"可以查阅学生的实验进度，即所有学生的学习情况的统计。

6. "活动统计"可以查到活动统计结果，即学生什么时间登录了该系统，做了什么实验，上交了哪些作业等。

7. "试题库"可供学生进行练习或考试用的所有内容。

8. "毕业名单"学生完成任务之后自动进入毕业名单：课程结束的时候便于教师管理。

9. 可扫描下面二维码进入视频学习：